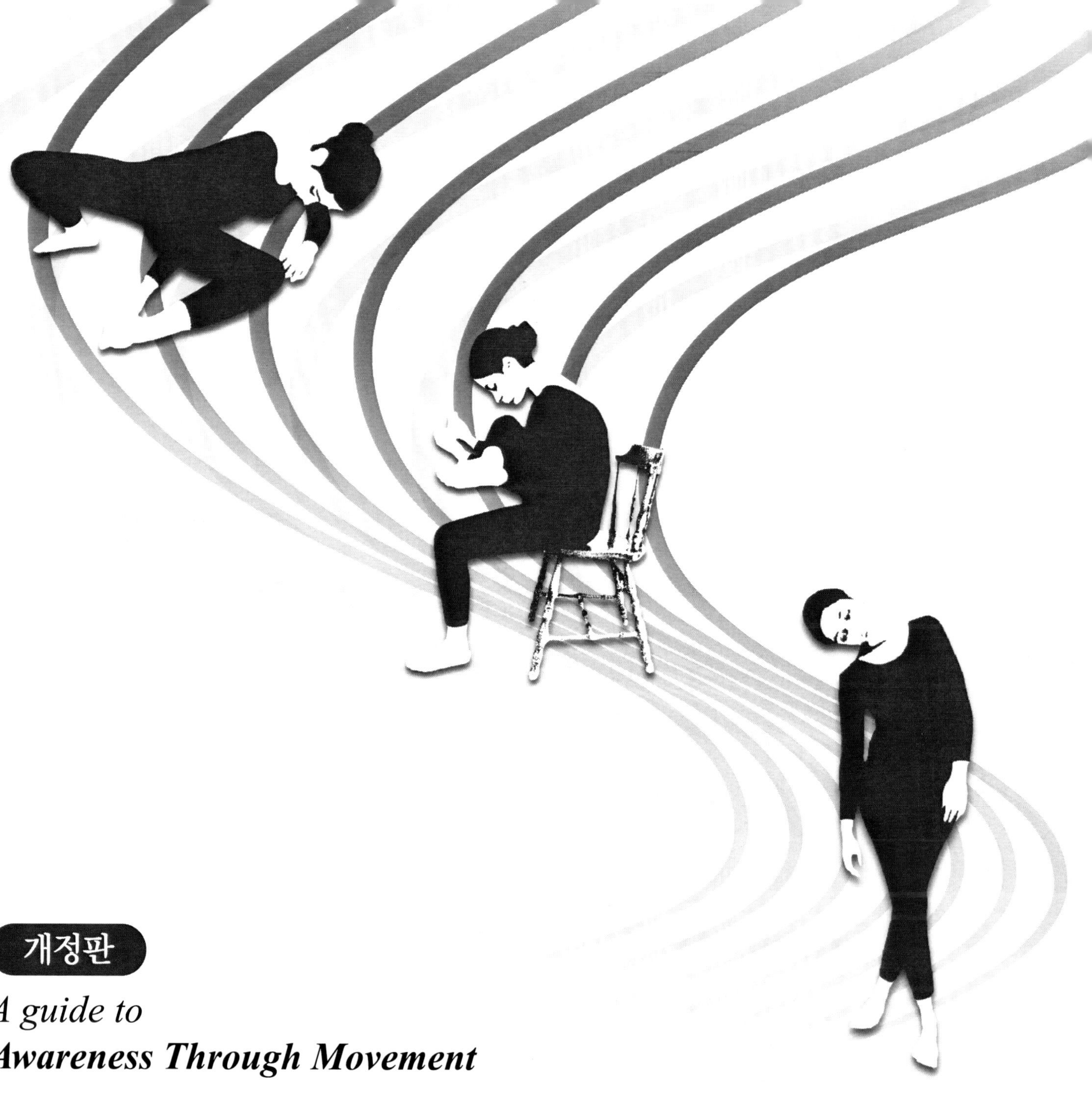

개정판

*A guide to*
*Awareness Through Movement*

# 움직임을 통한 자각

하바 셸하브 박사 지음 · 달리아 골롬 편집 · 김득란 옮김

하바 셸하브 박사의
**펠든크라이스 기법에 기초한 18개의 레슨**

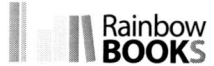

**움직임을 통한 자각_개정판**
A Guide to Awareness Through Movement

| | |
|---|---|
| 초판 | 2021년 12월 10일 인쇄 |
| | 2021년 12월 14일 발행 |
| 개정판 | 2023년 07월 24일 인쇄 |
| | 2023년 07월 28일 발행 |

저　자 | DR. CHAVA SHELHAV Ph.D.
편　집 | Dalia Golomb
옮긴이 | 김득란
펴낸곳 | 레인보우북스
주　소 | 서울특별시 관악구 신림로 75 레인보우 B/D
전　화 | 02-2032-8800
팩　스 | 02-871-0935
이메일 | min8728151@rainbowbook.co.kr

값 25,000원
ISBN 978-89-6206-537-4 (93680)

* 본서의 무단복제를 금하며, 잘못된 책은 구입한 곳에서 교환해 드립니다.

## 개정판을 내면서

제가 펠든크라이스 전문가 과정을 끝낸 2004년도에는 한국에 전문가의 수가 단 3명이었습니다. 본격적으로 2021년에 한국의 최초 펠든크라이스 전문가 과정을 통해 전문가들이 배출되고 이어서 현재 2차 전문가 과정도 진행 중입니다. 특히 최근 소마틱 과정에 대한 관심의 증가로 인해 비록 전문가는 아니더라도 펠든크라이스 ATM 책자를 원하는 사람들이 많아졌고, 예상과 달리 초판은 일찍 매진 되었습니다.

개정판은 이런 이유로 필요해졌고, 그동안 이 책을 사용하는 과정에서 오자와 오류들이 발견되어 수정이 불가피한바 재인쇄가 아닌 개정판이라는 이름이 붙게 되었습니다. 본 개정판은 번역본인 만큼 내용은 초판과 크게 달라진 것이 없고, 단지 문장을 약간 더 매끄럽게 다듬고, 오자와 오류를 수정 보완한 것임을 밝힙니다.

2023년 7월 김득란

# 역자 서문

펠든크라이스 기법을 만난 것은 나의 인생에서 커다란 행운이었다. 이 방식은 인간 움직임의 공학적, 물리학적 법칙과 영아의 움직임 발달, 그리고 학습 과정에 상당 부분 기초하여 발전된 것으로 한 개인이 어떤 조건, 어떤 연령대에 있던지 간에 인간 신경계의 학습 능력을 되찾아 일상생활에서 좀 더 편안하고 쉽게 기능할 수 있게 해 준다. 펠든크라이스 기법은 스포츠나 무용분야는 물론 아동 발달과 교육, 의료 분야 등 다양한 방면에서 활용될 수 있다. 또한 펠든크라이스 방식으로 학습되어지는 것은 일상생활에 동화되고 제 2의 특성이 될 수 있다.

나는 한국에서 얼마 안 되는 초기의 펠든크라이스 전문가로서 그동안 다양한 사람들에게 이 방법을 소개하고 보급하기 위해 연구와 교육에 노력을 아끼지 않았다. 그만큼 펠든크라이스 기법이 우리의 생활 곳곳에 스며들면 삶이 더 좋아지고 풍부해 질 수 있겠다는 믿음이 컸기 때문이다.

내가 이 책의 주 저자인 하바 셸하브 박사를 만난 것은 펠든크라이스 전문가 교육과정을 마친 해(2003년)에 미국에서 그녀가 진행하는 펠든크라이스 중급과정 워샵에서 였다. 셸하브 박사의 이 ATM(Awareness Through Movement: '움직임을 통한 자각') 레슨 책도 그 때 접하게 되었는데 이후 지금까지 나에게 소중한 교육 자료가 되고 있다. 이 책이 출판된 지는 오래 되었지만 최근에 사용해도 손색이 없고 오히려 이 책이 가진 창의적 편집과 깊이 있는 해설로 사용자들에게 환영을 받을 것으로 기대한다.

하바 셸하브 박사는 펠든크라이스 교육 트레이너일 뿐 아니라 펠든크라이스 기법에 기초한 '챠일드 스페이스(Child'Space)' 기법을 개발하여 전 세계 여러 나라에서 치료자와 전문가를 양성 중이다. 챠일드스페이스 기법은 영아와 아동을 위한 교육프로그램으로서 생의 초기에 발달에 장애가 되는 환경적, 개인적인 문제들을 찾아내고 개입하여 평생에 걸쳐 영향을 줄 문제를 예방하는데 의의를 둔다. 저자가 이 책에서 제시하는 ATM 레슨에는 상당부분 인간 발달의 필수적인 부분들이 포함되어 있고, 발달적 관점에서 움직임을 자세하게 설명하고 있어 교사들이 펠든크라이스 기법을 더 잘 이해하고, 아동들 뿐 아니라 성인의 움직임 변화까지 기본을 이해하고 가르칠 수 있게 해 줄 것이다.

이 책에 있는 ATM 레슨들은 여러 상황에서 눕고, 머리 들고, 앉고, 서고, 걷는 기본적인 발달동작 레슨들이 포함되어 있다. 그리고 레슨에 포함된 생명공학적 원리, 균형, 조절, 방향감, 지각, 창의성에 대한 해설이 본문 전반에 걸쳐 펴져 있다. 따라서 성인들에게도 매우 유익하게 사용될 수 있는데 특히, 초기의 발달 과정에서 학습한 움직임의 양상을 생의 스트레스나 외상, 잘못된 습관으로 인해 잃어버린 능력을 되찾아 가게 할 수 있으며, 발달상에 생략되었던 퍼즐 조각들을 찾아 경험하고 짜 맞출 수 있게 해 줄 것이다. 특히, 학습하는 방법을 배움(learn to learn)으로서 신경계의 학습능력을 되찾을 수 있도록 돕는다는 펠든크라이스 기법의 큰 그림을 가지고 레슨에 임할 수 있다.

저자의 서문에도 나와 있지만 이 책자의 좋은 점은 또 있다. 교사의 지시사항과 학생들이 매 움직임에 주의를 기울이고, 느끼고, 감각해야 할 것들을 따로 분리시켜 놓았고, 움직임에서 얻어지는 기능들을 그때 그때 별도의 칸에 기술하였다. 또한 18개의 레슨 속에 그림들을 첨부하여 교사들이 레슨을 할 때 귀중한 자원을 제공해 준다.

이 책은 펠든크라이스 교사들을 위한 것으로서 사용할 때 주의할 점이 있다.

우선 서문에 지나칠 수 없는 핵심적인 내용들이 담겨 있으니 반드시 서문을 읽고 시작하기 바란다. 이 책의 서문을 집중적으로 읽고 교정을 도와 준 오정석 체육학 박사는 서문을 통해 펠든크라이스 기법에 대해 더욱 깊이 있게 이해할 수 있었다고 말한다.

그 다음 모든 ATM 레슨을 할 때 교사는 다른 ATM 레슨과 마찬가지로 반드시 먼저 읽어 보고 실제로 움직임을 해본 후 가르치기 바란다. 특히, ↻ 표시는 다른 쪽에서 같은 움직임을 반복하라는 의미이다. 이 때는 대부분 움직임에 대한 지시나 설명이 생략되었으니 그대로 지나치지 말고 앞의 지시를 그대로 따라 다루어 주기를 바란다.

나는 이 책에 있는 ATM 레슨들을 그동안 여러 사람들 – 대학생과 일반인, 그리고 전문가가 될 학생들– 에게 사용하였다. 가르치기 위해 틈틈히 번역해 두었던 것을 실제로 출판하는 일은 생각보다 쉬운 작업은 아니었다. 원문을 손상시키지 않으려는 마음은 때때로 번역을 매끄럽지 못하게 하는 원인이 되었을 것이다. 이 점 널리 양해를 바라며, 그래도 사용하는 데는 지장을 주지 않기를 바란다. 그리고 원 교재에 들어가 있는 모델 사진들은 해상도가 낮아 저자의 허락을 받아 '프로크리에이트' 컴퓨터 프로그램을 이용해 원 책에 있는 사진을 기초로 하나 하나 직접 그려 넣었다. 번역 작업을 통해 사람의 몸을, 그것도 움직임을 그리는 새로운 경험을 할 수 있어서 뿌듯했다.

이 책이 완성되기까지 조언 및 인쇄소 추천 등 여러모로 도와준 오정석 박사와 문영애 박사(제 1기 한국펠든크라이스 전문가)에게 감사의 뜻을 전하고 싶다. 그리고 한국에서 처음으로 펠든크라이스 전문가 교육을 주관하고 성공스럽게 이끈 박소정 선생에게 그 동안의 노고를 치하하며, 이번에 처음 배출되는 K-펠든크라이스 전문가들의 앞날에 행운과 큰 발전이 있기를 빈다.

2021년 11월

김 득 란

# 한국어판 서문

이번에 저의 책 "움직임을 통한 자각"이 한국어로 출간하게 되어 매우 영광이며, 움직임에 대한 펠든크라이스 기법의 모든 측면을 한국 국민들에게 소개하게 되어 기쁩니다. 움직임을 통한 자각은 많은 의미에서 한국 문화에서 필수적인 부분이고, 독자들은 펠든크라이스 기법을 통한 움직임의 세계와 한국문화 사이에서 유사성을 발견할 것입니다.

이 책에 있는 레슨들은 여러 신체 자세를 제공하고 있어, 이 들 가운데서 각자 적절한 레슨을 찾을 수 있을 것입니다. 각 레슨을 몇 번 반복하는 것이 좋습니다. 반복할 때마다 새로운 관찰과 발견을 할 수 있을 것입니다. 마지막으로, 저는 독자들이 펠든크라이스 기법을 사용하여 일반적인 건강과 정신상태를 향상시키고, 아울러 어려움과 통증과 불안을 극복할 수 있는 능력을 향상시키기를 바랍니다.

저의 책을 한국 분들에게 소개해 준 김 득란 교수에게 감사드립니다.
저는 약 20년 전 펠든크라이스 중급자 교육과정에서 김 교수를 만났고, 후에 김 교수는 챠일드스페이스 기법을 배우는 저의 학생이 되었습니다. 김 교수는 저의 제자로 미국, 암스테르담, 독일, 일본에서 오랜 세월 저와 함께 했는데, 이 책을 한국 사람들에게 전한 김 교수는 아주 소중한 일을 했다고 봅니다.

2021. 12월
하바 셸하브 박사
저자, 펠든크라이스 교사, 멘토

# 서문

이 책은 펠든크라이스 기법을 사용하는 교사와 이 기법의 이해를 넓히는데 관심이 있는 학생들을 위한 것입니다. 이 책에는 모세 펠든크라이스 박사의 기법에 기초하여 하바 셸하브(Chava Shelhav) 박사가 제공한 18개의 "움직임을 통한 자각(Awareness Through Movement)" 레슨이 있습니다.

이 책의 독특성은 레슨 자체에 더하여 각각의 레슨에 대한 설명, 언급, 해설이 따른다는 것입니다.

**책의 내용**

이 레슨들은 인간발달단계에 따라 선정되었습니다. 인간의 몇 몇 시스템들은 생후 초기에 발달합니다. 균형감, 협응성, 방향감[1](orientation), 기본적인 움직임, 섬세한 운동 동작과 정신 시스템이 그렇습니다. 이 시스템들은 비록 서로 다른 비율과 단계로 발달함에도 불구하고 상호 연결되어 서로 영향을 주고받습니다.

인간의 수의적 움직임의 패턴 발달을 위한 토대는 생후 1년 동안에 형성됩니다. 수의적 움직임의 패턴은 균형감, 협응성, 방향감 및 정서뿐만 아니라, 지각-운동 시스템, 감각과 인지 시스템 등의 모든 요소를 포함합니다.

삶을 살아가는 동안 겪는 긴장, 질병, 상처 등과 같은 왜곡 현상은 사람들에게 보상 기제의 결과로서 어떤 "해결책"을 이끌어내고, 이는 생존을 위해서는 절실하게 필요한 것입니다. 한 사람이 찾은 일종의 해결책은 그에게 어떤 특정 상황에서만 기능하는 것입니다. 그러나 이러한 "임시적"인 해결책은 차츰 하나의 움직임 패턴이 되어가고, 점차 두꺼운 장막을 드리운 행동이나 습관적 움직임의 형식이 되어 그 자체가 그의 성격 안에 깊이 뿌리를 내리게 됩니다.

그러한 보상적 해결책(후에 습관이 되는)은 그 자체가 평생에 걸쳐 나타납니다. 그것은 우리 인간의 능력을 제한시키고 움직임과 행동의 질을 왜곡시킵니다.

---

[1] 방향감(orientation) : 방향성을 가진 내적 감각. 이 책에서는 오리엔테이션이라는 원어를 많이 사용하였고, 때로 방향감과 방향 감각을 혼용하였다.

발달의 단계를 재경험하는 것은 성인들로 하여금 자신의 움직임 패턴과 습관을 받아들인 초기 단계로 돌아갈 수 있는 기회를 제공합니다. 다만, 이번에는 자신의 움직임 패턴과 습관을 스스로 인지하면서 경험합니다. 이런 방식으로, 처음에 창의적으로 만들어 쓸 때는 유용하였지만 이제는 더 이상 어느 누구에게도 유용하지 않는, 자신의 왜곡된 움직임 패턴이나 습관으로부터 자유로운 상태가 될 수 있습니다. 지금은 그것들이 손상을 일으키는 원인입니다. 이 학습 과정은 신체적으로 정신적으로 어떠한 상태에 있든, 그리고 어떤 연령층에 속하든 관계없이 진행 가능합니다. 교사의 역할은 특정한 사람에 대하여 적절한 과정을 맞추는 것입니다.

### 이 기법을 사용하는 레슨의 구조

인간의 각 기능은 생명공학적인 법칙에 의해 지배됩니다. 펠든크라이스 박사는 이 법칙에 따라 자신의 레슨을 구성하였습니다.

레슨의 주제는 기능입니다. 펠든크라이스 박사는 어떤 특정 영역이나 특정 신체 부분들에 대한 움직임의 조합을 다루지는 않고, 그 기능의 요소들을 다루었습니다. 그는 생명공학적인 법칙이 인간의 기능 안에서 작용하고, 그로 인하여 인체의 각 기능이 향상될 수 있도록 기능적 요소를 자극하고 활성화하는 방법을 알고 있었습니다.

교사는 우리가 움직임을 다루는 것이 아니라, 각 단계에 따른 자각을 발달시킴으로서, 기능의 조직화를 향상시킨다는 것을 명심해야 합니다.

### 자각의 발달

펠든크라이스 기법에서 레슨의 목적은 자각의 발달입니다. 펠든크라이스 박사가 그의 기법을 "움직임을 자각하기"가 아니고 "움직임을 통한 자각"이라고 이름을 붙인 것은 우연한 일이 아니었습니다. 이 기법은 어떤 하나의 동작을 어떻게 최고의 방식으로 할 것인지는 가르치지 않습니다. 왜냐하면 그것이 모든 인간의 기능을 커버하는 것도 아니며, 그렇게 하는 방법을 가르치는 것 또한 불가능하기 때문입니다.

<u>다면적이고, 예측할 수 없는 자동적인 기능을 증진시키는 길은 바로 자각의 발달에 의한 것입니다.</u>

펠든크라이스 기법에서 레슨을 제시하는 교사는 학생으로 하여금 주의를 자기 자신에게 향하도록 하고, 자신이 지금 어떻게 기능하고 있는지를 자각할 수 있는 방향으로 가도록 강조하고 시간을 투자하여야 합니다. 하나의 기능이 수행되는 방식에 영향을 주는 것(확실히 기계적인 반복은 아닐 것)은 성취가 아니라, 오히려 그 움직임을 경험하는 동안에 자신의 다양한 신체 부분 간의 상호관련성, 그리고 그 자신과 환경 간의 관련성에 쏟는 주의(attention)와 자각에 있습니다. 자신이 기능하는 방식에 주의를 끌어 모으면서 한 개인은 자신을 더 잘 알게 되고, 자신이 기능하는 방식을 어떻게 찾을 수 있는지, 그리고 변화하는 조건에 따라 어떻게 자신을 적응시킬지를 배우게 됩니다. 이 길은 펠든크라이스 기법을 배우는 학생들이 일상생활 속에서 불필요한 노력 없이 행동할 수 있도록 이끌어줄 것입니다.

자신에 대해 좀 더 예민하게 알아차리고, 자신의 움직임과 기능 및 환경을 더 잘 인지할 수 있는 방법을 배울 수 있는 사람은 누구나 보다 자발적이고 효율적으로 기능하면서, 향상된 삶의 질을 즐길 수 있습니다.

**이 레슨들이 어떻게 논리적인 사고와 창의력을 발달시킬 수 있는가?**
각 레슨은 논리적 구조를 갖춘 하나의 예술품입니다. 교사와 학생들 모두는 레슨에 의해 감각적-정서적-사고적 경험을 하며, 그것은 유쾌한 피드백이 됩니다. 이 피드백은 새로운 무엇인가를 배우고, 동화하는 하나의 사전 조건입니다. 그것을 반복적으로 경험하고 그 안으로 깊게 들어갈수록, 그 경험의 요소들과 함께 거기에 숨겨진 켜켜이 쌓인 층과 논리적 구조를 발견할 수 있습니다. 레슨의 논리적 구조는 논리적 사고를 함양할 수 있습니다.

교사는 레슨을 제시함에 있어서 "원래에 충실할" 필요성과 학생들의 "변화하는 요구에 맞추려는" 필요성 간의 갈등을 발견할 것입니다. 교사가 레슨에 더 깊이 있게 들어가서 그 구조와 법칙과 원리를 발견하고 이해할수록, 그리고 레슨의 넓은 레퍼토리와 더욱 친숙해지게 될수록, 교사는 학생들의 요구에 맞게 레슨을 선택하고 맞출 수 있게 됩니다. 창조성은 바로 그러한 레슨의 여러 다양한 층을 발견하고 이해한 것을 기초로 하여 발달할 것입니다.

레슨은 교사와 학생 모두가 변화하는 조건에 따라 기능적 시스템을 조절하는 방법을 학습할 수 있도록 합니다. 한 사람이 더 많이 학습에 노출되고 그것을 내면화 할수록 그의 개방성과 창조성을 조정하는 능력은 더욱 커질 것입니다. 이러한 학습은 결코 끝이 없습니다. 학습은 각 변화와 함께 다시 새로워지고, 학습 그 자체가 바로 여러 변화를 생성하는 발전기가 됩니다.

(교육과 가르침의 어록 중에서-Cr.Erica Landau, 1997):
"창조성은 주어진 틀(framework) 안에서 새로운 방식을 발견하는 것입니다. 창조성은 주어진 조건에서 새롭고 개인적인 방식으로 표현됩니다. 그것은 한 가지 비법을 가지고 있는 것이 아니라, 개인적인 것입니다. 창조적 성격이란 열려있고, 민감하고, 호기심 많고 유연합니다. 그것은 논리와 상상을, 객관 속에 주관을, 정서적 지각과 경험을 통합합니다." 위에 말한 모든 것은 교사와 학생들 모두 참여하는 레슨 속에서 성장 발전합니다.

## 교사는 이 책을 어떻게 사용할 수 있을까?

A. 교사는 설명과 함께 레슨의 세부사항을 학습하고, 이를 학생들에게 가르치기 전에 내면화해야 할 것입니다.

B. 레슨을 하는 동안 교사는 교재를 멀리 치워두고 학생들과 접촉을 유지합니다. 이렇게 해야지만 교사는 자유롭게 관찰할 수 있을 것입니다: 학생들이 지시사항에 어떻게 반응하는지, 그들이 어떻게 기능하는지를 관찰하며, 그에 따라서 지시 주기를 이어갑니다.

C. 때때로 교사는 이런 저런 점을 유보할 필요가 있다고 느낄 것이지만, 다시 레슨을 계속합니다. 그렇게 하려면, 교사는 주의 깊게 레슨을 준비하고 자신이 실제로 해 봐야 합니다.

## 어떻게 같은 레슨에서 서로 다른 학생들이 이익을 얻을 수 있는가?

레슨은 다양한 사람으로 구성된 집단에 맞춰 조정 진행됩니다. 개개의 학생들은 모두 같은 기능을 가진 여러 다른 변형들을 다루어나갈 동등한 기회를 갖습니다. 같은 조건과 지침이 주어진다 해도, 각자는 서로 다른 방식으로 레슨의 영향을 받으며, 다른 부분에서 향상을 경험할 수 있습니다. 레슨은 학생들로 하여금 어떤 변화나 향상이 있는지, 있다면 그것들이 어디에서 발생하고 있는지를 관찰하는 것을 배울 수 있도록 구성됩니다.

<u>교사와 학생 모두의 관찰 능력은 학습을 위한 전제 조건이고, 거기서부터 시작해서 향상으로 나아갑니다.</u>

# 이 책의 구성 방식 - 설명

이 책의 기획과 구성은 사용자가 레슨 내용을 쉽게 읽을 수 있도록 꾸몄습니다.

통합을 위한 분화라는 펠든크라이스의 원리는 문자로 된 레슨을 명확하게 해줄 수 있게 도표형식을 갖춘 지침이 되었습니다. 레슨 본문을 구조화하여 3개의 카테고리로 나눈 표가 바로 그 결과입니다.

1. "동작"(왼 칸)은 두 개의 서로 다른 글씨체로 작성되었습니다.
   두꺼운 글씨체는 "초기 자세와 제약들"이고, 가느다란 글씨체는 그 자세 또는 제약 내에서 행해지는 "동작"입니다. 그 둘 사이의 구분은 해당 동작을 하는 동안에 교사가 제약의 역할을 이해할 수 있게 도와줍니다.
2. "감각하기"(오른 칸)는 "동작들"(왼 칸)과 관련이 있습니다. 이 둘을 구분해 놓음으로써 이들 상호 간의 역할을 명확하게 해 줄 수 있을 겁니다.
3. 일반적이고도 특정한 내용을 담은 교사를 위한 코멘트(전 페이지에 수평으로 그려진 표)는 교사가 서로 다른 지시사항 이면에 숨어있는 내용을 좀 더 잘 이해하도록 해줍니다. 물론 이 코멘트들은 교사의 판단에 따라 학생들에게도 전달될 수 있습니다. 또한 다른 레슨에서도 이 코멘트를 사용할 수 있습니다. 이 역시 교사의 판단에 달려 있습니다.

범주에 따라 칸으로 나누어진 내용은, 교사로 하여금 이 교재를 자신의 다양한 요구와 필요에 따라 다른 방식으로 읽을 수 있게 해줍니다. 예를 들어:

a. 교제 전체를 읽고 완전한 레슨의 흐름을 파악하는 것
b. 한 자세를 한 이후에 교대로 번갈아 다른 위치(굵은 글씨체)로 넘어가는 것
c. (별 다른 언급 없이) 교대로 번갈아 하는 "동작"을 위하여 방향을 옮기는 것
d. "주의를 기울이고 감각하기"에 집중하는 것, 그리고 학생들이 느끼고, 주목하고, 자각하도록 언제, 어떻게 자극할 것인가를 학습하는 것
e. 코멘트(페이지 전체를 가로지르는 수평 칸 안의)에 집중하는 것, 하나의 레슨에 나오는 움직임들과 직접 연결되는 펠든크라이스 기법의 이론과 원리를 학습하는 것

표 안의 레슨 "그림"은 교사로 하여금 그 레슨을 쉽게 받아드리고 이해하고 기억할 수 있게 해줍니다. 더 나아가, 레슨을 좀 더 깊이 있게 계획하거나, 제시하거나, 자신이 경험한 레슨을 기록하거나 할 때 등 레슨을 더 발전시키기 원하는 사람들에게 도움이 될 수 있습니다.

## 기호에 대한 설명

↻ 이것은 이전에 한 움직임의 반복을 지시하는 표식이며, 다른 쪽에서 같은 동작을 하라는 기호이기도 합니다.

~ 이 표시는 쉬라는 것입니다.(일반적으로 레슨으로 인하여 일어날 수 있는 변화들을 식별하기 위하여 취하는 휴식을 말함)

**주목할 점 :**

하나의 레슨에서 이미 했던 절차를 반복할 때, 진행하는 번호에 더해 새로운 번호가 매겨지지 않고, 처음 그 레슨이 나타났을 때 주어진 같은 번호를 ↻ 기호와 함께 매겨집니다. 이러한 번호 매김은 교사가 해당 레슨을 읽고, 그 절차와 과정이 새로운 것인지 아니면 반복되는 것인지 즉시 깨닫고 레슨의 방향을 정할 때 도움이 됩니다.

그림에는 번호를 넣지 않았습니다. 보통 그림을 오른쪽에 배치했으나, 방향을 맞추어, 왼쪽에 넣기도 하였습니다.

## 레슨 목록 :

| 번호 | 레슨명 | 페이지 |
|---|---|---|
| 레슨 1 | 누워서 몸을 굽히기(팔꿈치에서 무릎으로) | 13 |
| 레슨 2 | 엎드려서 머리 들어올리기 | 21 |
| 레슨 3 | 바로 누워서 팔꿈치를 교차하여 엎드려 기대는 자세로 전환하기 | 30 |
| 레슨 4 | 바로 누운 자세에서 옆으로 눕고, 그리고 앉는 자세로 이동하기 | 36 |
| 레슨 5 | 옆으로 누워서 기립 자세 향상시키기(세 개의 레슨 시리즈 중 첫 번째) | 47 |
| 레슨 6 | 바로 누워서 기립 자세 향상시키기(세 개의 레슨 시리즈 중 두 번째) | 58 |
| 레슨 7 | 엎드려 누워서 기립 조직화를 향상시키기(세 개의 레슨 시리즈 중 세 번째) | 66 |
| 레슨 8 | 바로 누운 상태에서 머리를 옆으로 고정시키고 몸을 돌리기(회전하기) | 76 |
| 레슨 9 | 옆으로 누워 몸을 돌리기(회전하기) | 86 |
| 레슨 10 | 네 발로 서는 자세에서 이동하기- 어디로? | 95 |
| 레슨 11 | 누워서 발 잡고 일어나 앉기 | 102 |
| 레슨 12 | 옆으로 앉아서 나선형으로 움직여 일어나 서기 | 112 |
| 레슨 13 | 의자에 앉아서 | 118 |
| 레슨 14 | 여러 자세에서 숨쉬기 | 124 |
| 레슨 15 | 소리 내기와 말하기 | 130 |
| 레슨 16 | 바로 누워서 팔을 길게 늘이기 | 135 |
| 레슨 17 | 서고 걷기 | 144 |
| 레슨 18 | 개인 학습을 위한 "과제" | 150 |
|  | A  등을 대고 누워서 | 151 |
|  | B  의자에 앉아서 | 154 |

# 레슨 1

## 누워서 몸을 굽히기(팔꿈치에서 무릎으로)

| 지시 | |
|---|---|
| 동작을 위한 **초기 자세와 제약** | 주의를 기울이고 감각하기 위하여 |
| ~ 등을 대고 누우세요.<br>팔을 양 옆으로 내려뜨리고 다리도 길게 쭉 폅니다. | ◂ 어떻게 누워있는지 주목합니다. 꼬리뼈에서 두개골에 이르기까지 척추가 바닥과 닿아 만드는 접촉감을 알아봅니다. 두개골의 어떤 부분이 바닥과 닿고 있나요? 척추의 어떤 부분이 바닥과 닿고 있고, 어떤 부분은 들려있나요? 골반 어디가 바닥과 닿고 있는가요?<br><br>견갑골이 바닥과 이루는 접촉감에 주목합니다. 손의 어떤 부분이, 팔의 어떤 부분이 바닥과 닿고 있습니까?<br><br>팔과 몸통 사이의 거리를 가늠할 수 있는가요?<br><br>숨을 들이쉬고 내쉴 때 생기는 움직임은 어디에서 관찰할 수 있는지 주의를 기울여보세요. |
| 1. 두 무릎을 굽히고 발을 바닥에 세웁니다. 깍지 낀 손을 머리 밑에 받치고 머리를 들어 올리세요.<br><br>a. 굽혀진 왼 다리를 들어 올려 왼 무릎을 왼 팔꿈치 쪽으로 움직입니다.<br><br>b. ↻ (다른 쪽)<br>오른 다리를 들어서 오른 무릎을 오른 팔꿈치로 향하여 움직입니다.<br><br>c. (대각선으로) 오른 다리를 들어 오른 무릎을 왼 팔꿈치로 향하여 움직입니다.<br><br>d. ↻ (다른 쪽 대각선) 왼 다리를 들어 왼 무릎을 오른 팔꿈치로 움직여 가져갑니다. | 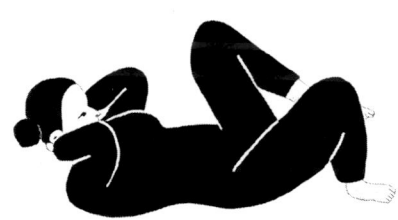<br><br>◂ 무릎과 팔꿈치를 서로의 방향으로 가져가려고 전력을 다하지 않는 것이 좋습니다. 서로 닿으려고 애쓰지 말고 자신의 편안함의 한도를 초과하지 않도록 합니다.<br><br>굽히는 동작을 하는 동안 숨을 내쉬면 도움이 될 수 있습니다.<br><br>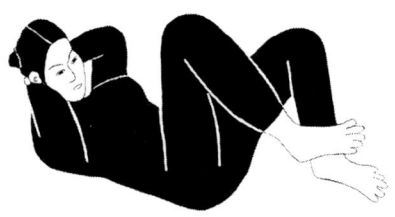 |

왜 우리는 손을 머리 뒤에 받쳐 놓을까요?

이러한 자세 제약으로 우리가 얻는 것은 무엇인가요?

a. 머리를 손으로 받치면 머리를 들어 올리는 동안 목 근육은 긴장되지 않습니다. 이것은 목의 신근이 '가담되는' 길항 기능을 명확하게 하도록 도웁니다. 손의 도움으로 목의 긴장을 내려놓게 하고 굴근(주동근)이 기능을 할 수 있도록 해줍니다.

b. 손으로 팔과 머리를 연결시킴으로서 견갑골과 늑골이 굽히는 행위의 일부를 담당하는 것을 배울 수 있게 합니다.

c. (중력에 반하여)굽히는데 포함된 모든 근육은 각각의 능력에 따라 참여할 것입니다. 이 레슨의 끝에 가서 당신은 목 신근의 저항을 최소로 하게 되어 머리를 바치지 않고도 굽힐 수 있을 것입니다.

결과적으로 이들 3가지 요소들이 협응된 방식으로 기능할 때, 전체 척추의 길이를 따라 동작을 가볍고 쉽게 하며 움직임이 좀 더 골고루 분포되어 일어나는 것을 경험할 것입니다.

| ~ 다리를 펴고 쉽니다. | ◀ 지금 누워있는 방식과 사지가 바닥과 이루는 접촉감에 어떤 변화라도 생겼는지 주목합니다. |
|---|---|
| **2. 두 무릎을 굽히고 발을 바닥에 세우세요. 굽혀진 왼 무릎을 가슴 쪽으로 가깝게 가져와서 오른손으로 잡으세요.**<br><br>a. 왼손을 머리 뒤에 받치고 왼 무릎과 왼 팔꿈치를 서로의 방향으로 움직입니다.<br><br>**b. 손의 위치를 바꿉니다(움직이고 있는 무릎을 바꾸지 말고).** 그리고 오른 팔꿈치와 왼 무릎을 서로의 방향으로 몇 번 움직입니다. | 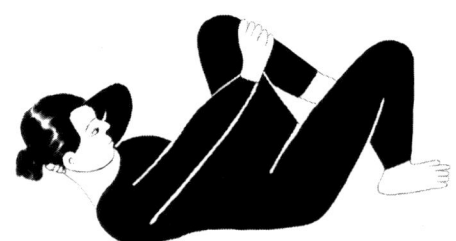<br><br>◀ 어깨의 어떤 부분이 바닥에서 들어 올려지나요? 어느 쪽으로 몸의 무게가 기울고 있습니까? |

무릎과 팔꿈치를 서로 가깝게 가져올 때 '굴근'(몸의 앞쪽에 있는 근육) -이 경우에는 주동근- 이 수축합니다. 동시에 '신근'(등 뒤의 근육)은 이 경우 길항근으로서 무심코 길어지게 됩니다. 신근이 늘어나면 굴근을 수축시켜 줍니다. 앞으로 굽히는 것은 신근이 어떻게 수축을 '내려놓고' 길어지게 되는가를 학습할 때 촉진됩니다.

2. ↺ (다른 쪽): 오른 무릎을 가슴 쪽으로 가깝게 가져옵니다. 오른 무릎을 왼손으로 잡고 오른손은 머리 밑에 둡니다.

a. 오른 팔꿈치와 오른 무릎을 서로를 향해 움직입니다. 이것을 몇 번 반복하세요.

b. **같은 무릎을 올린 채 손만 바꾸어 잡습니다.** 이제 왼 팔꿈치와 오른 무릎을 서로의 방향으로 움직여 줍니다.

3. 두 무릎을 굽히고 바닥에 발을 세웁니다. 오른 무릎을 들어 올려 왼손으로 잡으세요. 얼굴을 왼쪽으로 돌리고 오른손을 왼 귀로 가져갑니다.

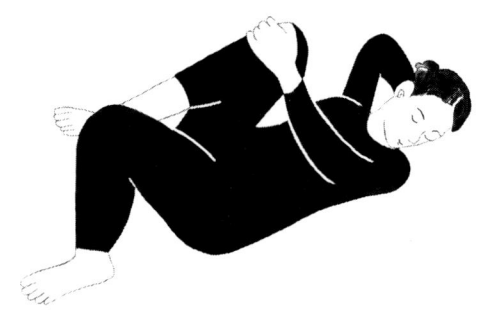

오른 팔꿈치와 오른 무릎을 서로의 방향으로 가져갑니다. (손을 귀에서 떼지 마십시오. 머리는 왼쪽으로 돌린 채 두고 눈도 역시 왼쪽을 바라봅니다).

◂ 척추의 어떤 부분이, 늑골의 어떤 부분이 바닥과 닿는가요? 척수와 늑골의 어디가 바닥에서 들어 올려지나요?

무릎을 잡고 있는 손과 머리를 바치고 있는 손, 양손에서의 긴장을 줄입니다.

흔히 손과 팔에는 일상에서 습관적인 사용으로 인해 필요보다 더 큰 노력이 가해지려는 경향이 있습니다. 그래서 이 움직임에서 노력을 감소시키기 위해 특별한 주의를 기울여야 합니다. 손의 사용을 좀 더 줄인다는 생각만으로도 팔의 전체적 근육 톤을 낮출 수 있습니다. 팔에서의 과도한 긴장을 내려놓는 것은 척추와 늑골을 움직임에 가담하게 해주어 굽히는 동작이 더 조직화되고 효율적이게 해줍니다.

3. ↺ (다른 쪽)

**왼 무릎을 오른손으로 잡고 동시에 머리를 오른쪽으로 돌립니다. 왼손은 오른 귀 위에 둡니다.**

팔꿈치와 왼 무릎을 서로의 방향으로 몇 번 반복해서 가져갑니다.

◂ 이 자세에 머물러 있으면서 손과 발에 어떠한 긴장도 줄일 수 있는지 알아볼 가치가 있습니다.

◂ 숨을 멈추지 말고 전 과정을 통해 자유롭게 흘러가게 합니다.

### 4. 양 무릎을 들어 올려 양손으로 잡습니다.

무릎을 머리 쪽으로 가깝게 가져옴과 동시에 머리를 들어 올리며 발 너머 앞을 바로 바라보십시오.

이것을 천장을 바라보며 몇 번 반복합니다. 그리고는 바로 앞을 바라보며 몇 번 반복합니다.

이제 위의 두 동작을 무릎을 함께 붙이고 반복합니다.

◂ 둘 중 어느 것이 머리와 무릎을 서로 가깝게 가져갈 수 있도록 돕는 것 같은지 – 천장을 바라보면서 혹은 바로 앞을 바라보면서 인지요?

많은 사람들이 경험하는 목의 문제는 때로 머리가 움직이는 방향과 관련하여 눈이 바라보는 방향이 잘 조합되지 못하는 데에서 옵니다.

이러한 사람들은 바라보는 방향이 동작에 이익이 되는지 혹은 방해가 되는지를 감각하는 것을 배울 수 있습니다. 이런 방식으로 그들은 자신의 이전에 무시하였던 습관적 양상을 알 수 있습니다. 알아채지 못했던 양상을 인식하게 됨으로서 어떻게 이러한 양상이 불편함과 제약의 원인이 될 수 있는지 알게 해줍니다.

### 5. 왼 무릎을 가슴으로 가깝게 가져와서 왼손으로 왼 무릎 아래를 잡으세요.

**머리를 왼쪽으로 돌리고 오른손을 왼 귀로 가져다 놓습니다. 오른손은 머리 뒤를 지나 왼 귀에 닿습니다.**

오른 팔꿈치와 왼 무릎을 서로의 방향으로 가깝게 가져가세요.

↻ (다른 쪽)

**오른 무릎을 가슴 쪽으로 움직이고 오른손을 오른 무릎 밑에 둡니다.**

**머리를 오른쪽으로 돌리고 왼손을 머리 뒤를 지나 오른 귀로 가져갑니다.**

왼 팔꿈치와 오른 무릎을 서로 가깝게 가져갑니다.

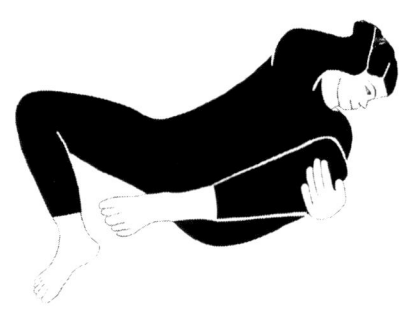

◂ 머리가 손 위에 놓여있는가 주목하고, 어깨와 견갑골이 바닥에서 떨어져 올라가는 것을 주목합니다.

◂ 어떤 쪽이 움직이기에 더 편안하고 쉬운지요?

| | |
|---|---|
| ~ 다리를 펴고 쉽니다. | ◀ 이 단계에서는 신체의 여러 부분과 바닥 간의 접촉을 감각하는 방식에 의미 있는 변화가 있을 수 있습니다. |

6. **두 무릎을 굽혀 세우고 왼 무릎을 가슴 쪽으로 가깝게 가져와서 왼손으로 잡고 오른손을 머리 뒤에 둡니다.**

a. 왼손의 도움으로 무릎을 왼쪽으로 움직이며 머리를 약간 들어 올립니다. 그리고 오른 팔꿈치를 왼쪽으로, 왼 무릎과 바닥 쪽으로 향해 움직이며 왼쪽으로 몸을 굴리세요. 다른 쪽 무릎은 동작에 따라 움직일 수 있습니다.

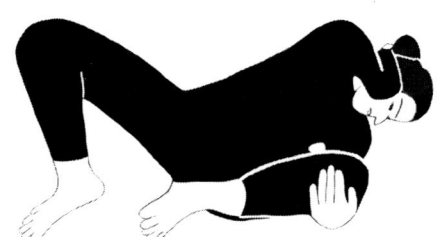

b. **손의 위치를 바꾸어 같은 무릎을 잡습니다.**

이제 같은 방향으로 이전에 왼쪽으로 구른 것처럼 몸을 굴립니다.

c. **b에서와 같이 오른손으로 왼 무릎을 잡고 왼쪽으로 누워있는 자세를 유지합니다.**

팔꿈치와 무릎을 서로 가깝게 그리고 멀리 움직입니다. 무릎과 팔꿈치를 서로 같은 정도로 멀리 그리고 가깝게 움직입니다.

↻ 이 모두를 다른 쪽에서도 반복: a, b, c.

◀ 이 자세가 늑골과 흉추 아래 쪽 척추, 그리고 허리뼈를 이전보다 어느 정도로 더 잘 움직일 수 있게 '강요' 하는가 주목합니다.

여러 다양한 움직임으로 생긴 늑골의 유동성은 경직되었던 부분을 움직이게끔 합니다. 이 움직임은 척추, 특히 흉추 윗부분과 경추를 작동시켜 움직임을 한층 더 자유롭게 합니다.

**7. 두 무릎을 굽히고 발을 바닥 위에 놓습니다.
   왼 무릎을 가슴 쪽으로 움직이기 시작하세요.**

a. 오른손으로 왼 무릎 위를 잡고 왼손으로 발의 바깥 쪽을 잡으세요(엄지와 다른 손가락을 함께 나란히 하여).

   양손의 도움으로 부드럽게 이마와 왼 무릎을 서로의 방향으로 움직이기 시작하세요.

b. 손의 위치를 바꾸어 같은 다리를 잡으세요. 그리고 이 자세에서 -

   이마와 무릎을 서로 가깝게 움직입니다.

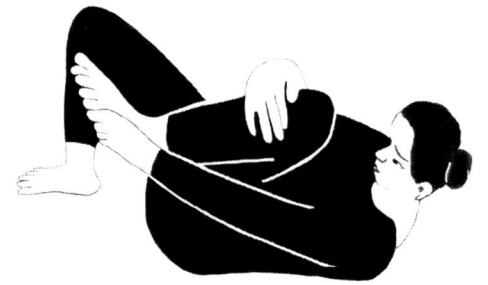

◂ (b)의 자세에서 손은 발의 안쪽을 잡는지 봅니다.

(몸의 앞과 뒤 모두의) 대각선의 근육을 활성화시켰던 이 전의 동작은 척추의 또 다른 곡선을 가능하게 합니다. 그리고 단계 7에서 척추는 사실상 이전에 했던 것보다 굴곡을 더 만들어지게 합니다.

~ 다리를 펴고 쉬세요.

◂ 몸이 바닥과 접촉하는 질의 차이를 주목합니다. 오른쪽과 왼쪽을 비교합니다.

**7. ↻ 다른 쪽을 합니다.**

같은 원리에 기초하여 움직임에 다른 변수를 첨가시킬 수 있습니다. 예를 들면, 각각의 자세에서 손을 바꾸어 볼 수 있습니다. 무릎을 잡고 있는 손과 머리를 바치고 있는 손을 바꿀 수 있습니다. 이런 식으로 이마와 무릎을 더 가깝게 가져오게 할 수 있습니다.

**8. 오른손을 머리 뒤에 받칩니다. 이제 왼팔로 양 다리를 무릎 밑에서 부둥켜안고 양 무릎을 가슴으로 가깝게 가져옵니다.**

무릎을 이마로 이마를 무릎 쪽으로 움직입니다.

이제 손과 팔의 위치를 바꾸어 합니다.

◂ 척추의 부가적인 곡선이 어디에서 발생하나요? (이 전에 발생하지 않았던 혹은 이 전에 감지되지 않았던)

| | |
|---|---|
| 1. ↻ 레슨 초기의 동작을 반복하기:<br>두 무릎을 굽히고 발을 바닥에 세웁니다.<br>양손을 머리 밑에 받치세요.<br><br>손의 도움으로 머리를 들어 올립니다. 굽혀진 오른 다리를 들어 오른 팔꿈치와 오른 무릎을 서로의 방향으로 가깝게 가져갑니다.<br><br>↻ 왼 다리도 같은 방식으로 합니다. | ◀ 팔꿈치와 무릎이 서로 가까이 가는 정도를 관찰하고(노력을 덜하면서), 어떻게 이것이 등의 곡선과 관련되는지 주목합니다.<br><br>레슨을 시작할 때와 비교하여 어떤 향상이 있나요? |
| 9. 두 무릎을 굽혀 발을 바닥에 세웁니다.<br><br>천천히 한 쪽으로 몸을 돌려 앉으세요.<br><br>천천히, 일어섭니다. | ◀ 누워 있다가 앉는 자세로 이동하는 동안 몸의 굽힘으로 인해 자신의 몸이 어떻게 반응하는지 알아봅니다.<br><br>◀ 이 레슨이 자세에 어떤 효과를 주고 있는가요? 서 있는 자세가 자연스럽게 새로 발생한 것을 주목합니다. 이 새로운 직립의 조직화를 이루기 위해서 실제로 어떤 것도 할 필요가 없었습니다. |

일반적으로 서 있는 자세는 자기 스스로 능동적으로 똑바른 직립 자세로 위치시켜야 한다는 것으로 여겨져 왔습니다.

그러나 이 레슨의 결과로서 골격과 새로운 근육의 조직화가 – 우리가 중재하지 않아도- 좀 더 지속적인 기립 자세를 가져온다는 것을 배웁니다.

그러한 '직립성'은 무의식적 체계의 '선택'이나 '학습'에서 온 것으로, 기계적인 확장의 연습이나, '똑바로 서 있으라는' 부모나 교사의 명령보다는 일상생활 속에서 다양한 기회에 의해서 자기도 모르게 흡수된 것일 수 있습니다.

굽힘의 향상을 다루는 레슨은 실제로 굴근(flexors)과 신근(extensors) 간의 조화를 다룹니다.

신근이 자신의 습관적인 긴장을 내려놓을 수 있을 때, 굴근은 비로소 완전히 기능할 수 있습니다.

굴근에 따른 문제의 일부는 굽히는 동안에 신근이 -습관적으로- 계속 작동한다는 것입니다. 신근이 작동하지 않도록 풀어내는 것이 굴근의 문제를 해결하는 길입니다.

이 기능을 어떻게 향상시킬 수 있을까요? 먼저 무엇보다도 행위의 형태에 귀를 기울이고 조율하는데 있습니다.

- 각 활동의 단계에서 움직임을 일으키는데 필요한 근육의 노력이 적절하게 되도록 인식을 발달시키는데 초점을 맞춥니다.

- 움직이라고 지시를 줄 때 움직임에 향해진 신체 부분에만 초점을 맞추는 것이 아니라 다른 부분들의 가담과 참가에도 초점을 맞춥니다.

- 각 레슨은 과도한 긴장에 주목할 기회를 제공합니다. 긴장이 어디에 있는가? 긴장이 활동을 방해하는가? 만일 레슨 동안 긴장이 기능을 방해한다면 일상생활에서의 기능도 방해할 것입니다.

이 구분은 긴장을 증가시키는 것이 아니라 감소시킴으로서 기능이 향상될 수 있다는 것을 우리에게 말해줍니다.

우리는 일상생활에서 -운전하거나 컴퓨터 앞에서 오래 앉아 있거나 살림을 하거나 할 때와 같은 기능에서- 이 변별 수준을 이용할 수 있습니다.

굽힘의 향상은 기립자세에 새로운 질을 가져다줍니다.

<u>몸을 굽힐 수 있는 사람만이 역동적인 기립자세를 갖출 수 있습니다.</u>

역동적인 기립자세는 한 사람이 사전 준비 태세 없이도 어떤 방향으로도 쉽게 움직일 수 있는 그런 자세를 의미합니다.

# 레슨 2

## 엎드려서 머리 들어올리기

| 지시 | |
|---|---|
| 동작을 위한 **초기 자세와 제약** | 주의를 기울이고 감각하기 위하여 |
| 1. 엎드려 누우세요. 다리를 길게 펴서 약간 벌려 놓습니다. 이마를 바닥에 놓으세요. 팔은 굽히고 손바닥을 머리 옆 바닥 위에 둡니다.<br><br>머리를 들어 올리고 앞을 똑바로 바라봅니다. 힘이 들지 않을 정도의 지점까지만 들어 올립니다.<br><br>다음에 머리를 들어 올릴 때는 자신이 얼마나 멀리 볼 수 있는지 확인합니다. | 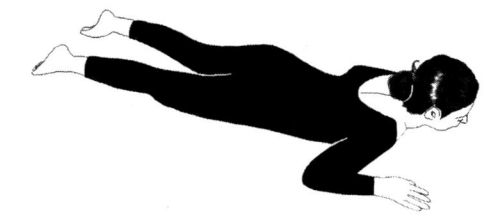<br><br>◂ 머리를 들어 올릴 때 움직임의 질과 목과 등 뒤에서의 근육의 긴장 상태에 주목합니다.<br><br>◂ 나중을 위해 이 지점을 기억해 둡니다. |
| 2. 다리는 펴고 이마와 손을 바닥에 둔 상태를 유지합니다.<br><br>a. (눈을 감고) 눈을 오른쪽으로 움직였다가 다시 중앙으로 가져옵니다. 눈을 부드럽고 조용한 방식으로 움직이고 중단 없이 지속적이고 꾸준한 호흡의 리듬을 유지합니다.<br><br>b. 눈을 중앙에서 왼쪽으로 움직였다가 다시 돌아옵니다.<br><br>c. 눈을 중앙에서 아래로, 배 쪽으로 움직였다가 다시 돌아옵니다.<br><br>d. 이제 눈을 위로 움직였다가 되돌아옵니다.<br><br>e. 머리를 들어 올리면서 동시에 아래를 바라봅니다.<br><br>f. 머리를 내리며 동시에 위를 바라봅니다. e와 f를 번갈아 합니다. | ◂ 눈이 중앙에서 오른쪽으로 얼마나 많이 갑니까? 오른 눈의 움직임 범위는 얼마나 되나요? 왼 눈은 어떠한 가요? 양쪽 눈이 오른쪽으로 움직일 때 각각이 서로 다른 지점에 닿는지 주목합니다.<br><br>◂ 어떤 방향으로 눈을 움직이는 것이 더 쉬운지 – 중앙에서 오른쪽으로 혹은 중앙에서 왼쪽으로? 어떤 방향으로 눈 움직임이 크게 되나요?<br><br>◂ 눈의 움직임이 등과 목의 근육 톤에 어떤 영향을 주지는 않는가요?<br><br>◂ 눈이 머리 동작과 반대되는 방향으로 움직일 때 목, 어깨 그리고 등에서의 느낌을 주목합니다. |

| | |
|---|---|
| 1. ↻ 머리 들어 올리기를 반복합니다. | ◀ 이제 머리를 들어 올리는 방식에 주목합니다. 어떤 향상을 느낄 수 있습니까? |

이 레슨에서 눈의 움직임은 목의 근육 톤에 영향을 줍니다. 목에서의 긴장은 머리를 들어 올리는 것을 더욱 어렵게 합니다. 일반적으로 눈은 머리가 향하고 있는 방향과 같은 쪽을 바라봅니다. 눈이 머리와 반대 방향으로 움직이는 것은 드뭅니다. 이러한 희귀한 동작은 눈의 안와 범위 안에서 눈의 움직임을 느끼고 감지할 수 있도록 해 주는데, 이것은 목의 근육 톤에 영향을 줍니다. 눈과 머리의 움직임을 의식적으로 분리시키는 것은 -비습관적 경험을 통해- 눈과 머리 모두에게 새롭고 향상된 통합적 조절을 가능하게 해 줍니다. 어떤 사람이 머리를 드는 것을 어려워할 때 도울 수 있는 한 가지 방식은 바로 여기서 말하는 분리시키는 것입니다.

| | |
|---|---|
| **3. 이마와 손을 바닥에 둡니다.**<br>등 위쪽을 들어 올리면서 마치 배꼽을 보려는 것처럼 머리를 아래로 움직입니다.<br><br>대부분의 동작은 손으로 미는 것이 아니고 등을 사용하여 이루어져야 합니다.<br><br>골반은 바닥과 접촉을 유지하게 합니다.<br><br>이것을 몇 번 반복합니다. | ◀ 그 결과 이마가 바닥으로 미끄러져야 합니다.<br>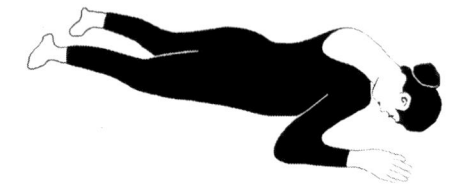 |
| 1. ↻ 다시 머리를 들어 올립니다. | ◀ 지금 하고 있는 동작의 질, 편안함과 범위를 주목합니다. |

이 단계에서는 머리를 쉽게 들어올리기를 향상시키기 위하여 '반대 행위'의 원리를 적용하였습니다. 머리를 배꼽 쪽으로 움직이는 것은 신체 앞쪽의 굴근을 줄이도록 '힘을 가합니다.' 등 위쪽을 들어 올리면 머리는 수동적으로 반응하여 중력의 힘과 '함께 작용'합니다. 이 동작은 머리를 들어 올리는 동작과 반대 (이 자세에서는)이며 이것은 중력에 반하는 것으로서 그 움직임을 우리가 바로 향상시키고 싶어 하는 것입니다.

이러한 움직임이 어떻게 반대 움직임을 향상시킬까요?

머리를 내려 뜨리기 위하여 굴근이 가담하고 줄어들어야 합니다. 이 결과로서, 등의 신근은 부득이하게 내려놓아지고 늘어날 수밖에 없습니다. 내려놓아진 등 근육들은 후에 '자유로워지고' 보다 중립적인 출발점에서 수축에 가담할 수 있게 되어, 오랫동안 습관화된 '잡고 있는' 양상의 방해 없이 머리를 쉽게 들어 올릴 수 있게 해 줍니다.

여기서는 다른 많은 레슨에서와 마찬가지로 길항근과 주동근이 조화롭게 기능하는 것을 학습합니다. 즉, 한 근육근이 수축하면 다른 근육근은 풀어집니다. 이러한 방식으로 향상된 근육-골격 조합이 구축될 수 있습니다.

---

**4.** 이마를 바닥 위에 놓습니다. 양손을 머리 양쪽 바닥에 둡니다. 팔꿈치도 바닥에 굽혀 놓습니다.

두 무릎을 굽혀 발을 천장으로 들어 올립니다. 무릎은 직각이 되도록 굽힙니다.

◂ 천장과 관련한 발의 방향에 대하여 주목합니다. 책을 발바닥 위에 올려놓는다면 어떤 방향으로 책이 떨어질 것 같습니까?

발만 굽혔다 폈다 합니다.

◂ 발을 굽히고 펴는 움직임의 범위를 주목합니다. 발의 어느 부분에서 굽힘이 일어나고 있나요?

---

**5.** 왼 무릎을 약 90도 정도의 각도로 굽혀 발바닥이 천장을 향하게 합니다. 오른 다리는 바닥에 바로 놓여 있게 합니다.

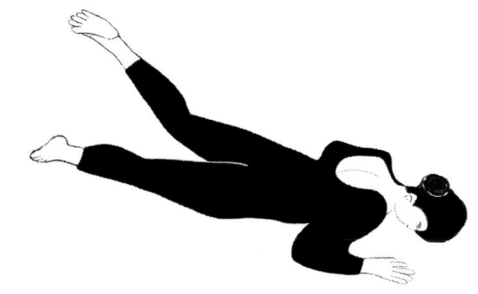

a. 왼 무릎을 바닥에서 약간만 들어 올립니다. 무릎을 들어 올리는 동안 무릎이 머리에서 멀리 움직인다고 생각합니다. 무릎 자체를 들어 올린다는 생각보다는 머리와 무릎 간의 거리를 더 확장한다고 생각합니다.

◂ 동작을 하는 동안에 무릎에서 정확한 각도를 유지하도록 합니다.

b. 이제 무릎을 바닥으로 눌러줍니다. 눌러주고 풀어주기를 여러 번 합니다.

◂ 누를 때는 몸의 어떤 부분이 바닥에서 올려 지나요?(사타구니?)

a. 다시 무릎을 들어 올리되 머리에서 무릎까지 확장을 이룰 수 있을 정도로 합니다.

◂ 무릎을 들어 올리는 것이 이제 쉬어졌나요?

↻ 이 모든 것을 -a, b, a- 다른 쪽에서도 합니다. 오른 무릎을 90도 각도로 굽히고 왼 다리는 펴고 합니다.

**6. 양 무릎을 굽힙니다(발바닥이 천장을 향합니다).**

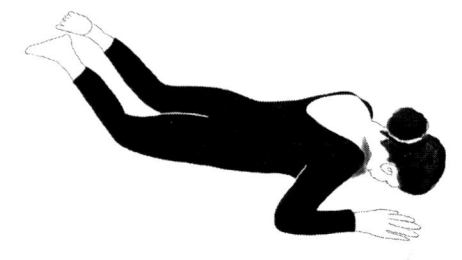

a. 양 무릎을 바닥에서 확장을 이룰 수 있는 만큼 약간만 들어 올립니다.

◀ 무릎을 들어 올리는 것이 아니라 등을 확장시키는 것에 집중합니다.

b. 두 무릎으로 바닥을 향해 누르고 그리고는 풀어줍니다. 이것을 몇 번 반복합니다.

◀ 바닥을 누를 때는 호흡을 멈추려는 경향이 있습니다. 그럴 필요가 없습니다. 역시 손바닥으로 바닥을 누르는 것도 필요치 않습니다.

c. 이제, 무릎을 번갈아 눌러줍니다: 오른 무릎을 누를 때는 왼 무릎은 들려지고, 왼 무릎을 누를 때는 오른 무릎이 들어 올려집니다.

어깨에 불필요한 긴장이 있습니까? (이것도 역시 필요 없습니다).

점차적으로, 속도를 증가시켜 실제 무릎으로 바닥을 드럼 치는 것처럼 느낄 수 있을 때까지 합니다.

◀ 움직임을 쉽고 경쾌하게 할 수 있나요?

빠르고 경쾌한 움직임을 위하여 등과 다리를 '잡고 있는' 양상을 제거하여야 합니다. '잡고 있는 것'은 이러한 움직임을 제한시킵니다. 각 리듬에 요구되고 내재되는 조직화의 질이 서로 다르기 때문에 서로 다른 리듬으로 움직일 수 있는 능력은 중요합니다. 이것을 인식하는 것이 중요합니다.

1. ↻ 초기 동작을 반복합니다.

**다리를 폅니다.**

**이마를 바닥에 놓습니다. 손은 머리 양쪽 바닥에 올려놓습니다.**

그리고 머리를 듭니다.

◀ 머리를 얼마나 많이 올릴 수 있는지 봅니다.

| | |
|---|---|
| 머리를 들어 올리면서 오른쪽을 바라보고, 그리고 왼쪽을 바라봅니다. 천천히 합니다. | 몸의 어느 부분이 함께 들려지고 있나요?<br>지금은 얼마나 높이 볼 수 있습니까?<br>머리를 드는 것이 지금은 얼마나 쉬운가요? |

이러한 모든 것의 목적은 각각의 척추 마디마디에서의 움직임의 가능성을 경험하게 하고 또한 늑골의 움직임을 확장시키는데 있습니다.

많은 사람들은 흉곽의 뻣뻣함을 경험하며 그에 따라 요추를 지나치게 움직이는데 이것은 필요하지도 않거니와 손상을 가져올 수 있습니다.

애쓰지 않고 머리를 드는 동작을 하도록 합니다. 그러기 위하여 동작을 할 때 불필요한 긴장이 있는지 관찰할 필요가 있습니다.

교사가 작은 움직임과, 어깨의 긴장을 감소시키고, 등을 확장하고, 균형적이고 계속적인 호흡 양상을 강조하면 학생들은 등을 긴장시키고 자유롭게 행할 수 있는 능력을 막는, 불필요하게 잡고 있는 양상으로부터 자유로워질 수 있는 가능성을 증가시킬 것입니다.

| | |
|---|---|
| ~ 등을 대고 누워서 쉽니다. | ◂ 바닥에 누워있는 자세에서 휴식의 질을 주목합니다. |
| 7. 엎드립니다.<br><br>**머리를 한 쪽으로 돌려 바닥에 놓습니다.**<br><br>**팔을 바닥에 두고, 손은 머리 옆에 둡니다.** | ◂ 어떤 쪽으로 머리를 자동적으로 두는가 주목합니다. 일반적으로 처음에 자신이 선택하는 자동적인 자세는 더 편안한 쪽입니다. |
| 이제 머리를 다른 쪽으로 돌려 놓습니다. | ◂ 차이를 주목합니다. |

무의식은 몸을 '보살필' 체계를 제공합니다. 그러나 사람들의 선택은 종종 그들의 자발적인 움직임의 선택을 방해합니다. 초기에 자발적으로 선택된 자세나 동작은 무의식에 의해 선택되어졌습니다. 주의를 기울이고 좀 더 자신을 자각할수록 우리는 체계의 손상을 어떻게 감소시킬 수 있는지 배울 수 있고, 최적의 자발적인 방식으로 기능할 수 있게 됩니다.

**7. (계속) 왼 귀에 머리를 대고 누우세요.**

a. 오른 다리를 굽히고 무릎과 발을 함께 가슴 쪽으로 끌어 올렸다가 다시 돌아와 바로 펴줍니다.

이것을 여러 번 합니다.
(왼팔을 아래로 펴줄 수 있습니다.)

◂ 등의 어떤 부분이 이 움직임에 관여하나요? 등의 어느 부분까지 움직임의 반향을 관찰할 수 있나요?

b. 머리를 오른쪽 바닥을 따라 미끄러지듯 움직여 줍니다. 그리고 다시 중앙으로 가져옵니다. 이것을 몇 번 반복합니다.

◂ 호흡에 주목합니다. 머리 움직임을 방해하지 않고 숨을 들이마시고 내쉬는 것을 계속할 수 있습니까?

매번 머리를 되돌려 놓을 때마다 머리의 각기 다른 부분에서 오른쪽으로 움직임을 시작합니다.

- 왼 귀에서
- 코로부터
- 머리 뒤로부터
- 이마로부터

◂ 머리를 움직일 때마다 목과 경추에서 무엇이 일어나는지 관찰할 수 있습니까?

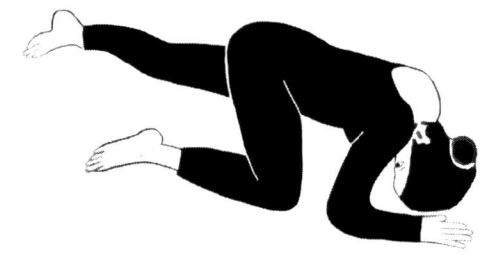

c. 머리를 오른쪽으로 매번 미끄러뜨릴 때 무릎을 오른쪽으로 미끄러뜨려 머리와 무릎이 서로 바닥에서 접근하도록 합니다.

◂ 척추곡선을 주목하고 어떻게 이 모든 척추마디와 늑골이 움직임에 초대되는지 봅니다.

각 사람은 자신의 자아상 속에서 각기 다른 자세에서 자신의 머리에 대한 다른 상을 가지고 있고 세세한 부분에 강조를 두는 것도 다릅니다. 자신의 관심을 머리의 서로 다른 부분으로 이동시키는 것은 좀 더 완전한 상을 제공합니다. 더 나아가, 이마에서부터 귀, 코 등으로 머리의 움직임을 시작하는 지점을 이동하는 것은 각 움직임의 경로를 변화시킵니다. 이것은 목의 각 마디에서 동작의 각도를 변화시킬 것이며 따라서 머리에 대한 전체적인 새로운 움직임의 질을 가능하게 해 줄 것입니다.

**1. ↻ 반복:**

다리를 폅니다.

손을 머리 옆에 두고 이마를 바닥에 둡니다.

◂ 전 단계에서 한 것의 결과로서 머리를 들어 올릴 때 왼쪽과 오른쪽의 근육 톤을 감각하는 방식에 어떤 차이가 있는지 주목합니다.

그리고 머리를 들어 올립니다.

| | |
|---|---|
| 7. ↻ (다른 쪽)<br><br>머리를 오른 귀 위에 기대놓고<br><br>- a, b, c를 합니다. | ◂ 다른 쪽에서 이 모두를 하면서 발생하는 어떤 차이라도 있는지 알아봅니다. |
| 1. ↻ 초기의 동작을 반복합니다.<br>**이마를 바닥 위에 놓고**<br>머리를 들어 올리세요. | ◂ 이 레슨을 시작할 때 했던 것과 비교하여 지금은 머리를 어떻게 들어 올리는지 주목합니다. |
| 8. **다리를 길게 펴고 그리고 약간 벌려 둡니다. 이마를 바닥에 두세요. 손은 머리 양쪽 바닥에 놓습니다. 팔꿈치를 천장을 향해 올립니다.**<br><br>a. 오른 손바닥을 눌러 팔꿈치를 왼 견갑골로 향하게 하고 돌아옵니다. 그리고는 다른 손바닥으로 왼 팔꿈치를 오른쪽으로 밀어줍니다.<br><br>머리는 스스로 어떤 것도 시작하지 않고도 이 움직임에 반응하여 구르도록 허용합니다.<br><br>b. 이들 각각의 움직임에 더하여 밀어내는 손바닥과 같은 쪽의 무릎을 머리 쪽으로 미끄러뜨려 올려줍니다. 점차적으로 속도를 증가시킵니다. | 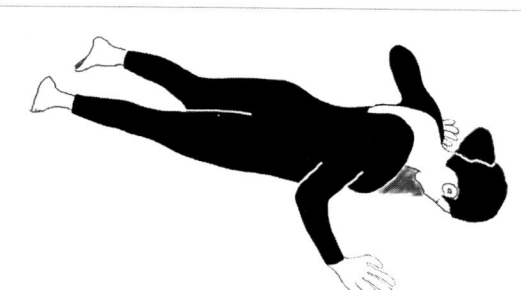<br><br>◂ 손바닥을 누르고 팔꿈치와 견갑골의 움직임을 인식하는 것은 머리를 돌리는 동작을 도와줍니다. |
| 1. ↻ 초기의 동작을 반복합니다: **다리를 펴고 팔을 머리의 양쪽에 두고 이마를 바닥에 둡니다.**<br><br><br><br>다시, 머리를 들어 올립니다. | 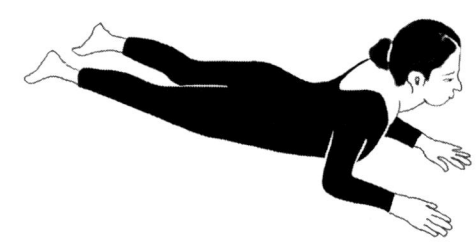<br><br>◂ 머리 들어 올리는 움직임의 질을 주목합니다.<br>팔꿈치가 더 쭉 펴질 수 있도록 어깨를 높이 들어 올릴 수 있나요? |

| | |
|---|---|
| 레슨을 시작할 때 기억 속에 표시해둔 지점까지 머리를 들어 올리고, 이 지점으로부터 자신이 지금 들어 올릴 수 있는 지점까지 계속해서 머리를 들어 올립니다. | ◀ 똑바로 앞을 보면서 레슨을 시작할 때와 지금 도달한 두 지점을 비교합니다. 노력을 가하여 얻은 결과인가요?<br><br>움직임의 범위가 증가한 것 외에 움직임의 질과 편안함의 향상을 주목합니다. |

여기서 자신에게 질문할 기회가 제공됩니다. "어떻게 이렇게 될 수 있었을까요?" 우리가 어떤 특정 기능을 향상시키려고 분주할 때(여기서는 머리를 들어 올리는 동작), 생각 없이 기계적인 반복으로 혹은 근육 긴장으로(늘 그래왔듯이) 이루어낸 것이 아니라, 움직임을 우리가 흔히 인식하지 못하고 있던 요소들로, 요소적 부분으로 쪼개면서 이루어낸 것입니다.

교사의 역할은 학생들이 동작을 수행하는 동안 자신들에게 귀를 기울이는 것의 중요성으로 관심을 조율하는 것에 있습니다. 각 레슨의 끝에 가서 개개인은 이 생소한 방식으로 얻은 것에 대해 놀라게 됩니다.

| | |
|---|---|
| **~ 등을 대고 누워 쉽니다.** | ◀ 몸이 바닥과 만드는 접촉감에 주목하고 등의 길이와 다리의 길이에 주목합니다.<br><br>호흡의 움직임이 어디에서 일어나고 있는지 관찰할 수 있나요? |
| 9. 머리를 오른쪽으로 약간, 왼쪽으로 약간 굴려보고 중앙으로 가져다 놓습니다.<br><br>발을 바닥에 세워놓으세요. 옆으로 몸을 돌리고 나서 앉습니다.<br><br>**일어섭니다.** | ◀ 일어서서 발이 바닥과 만드는 접촉감과 어깨와 관련하여 머리의 위치를 알아봅니다.<br><br>지평선의 감각이 달라졌나요? |
| 10. **걸어 다니세요.** | ◀ 어떻게 걷고 있는지 주목합니다.<br><br>늘 이렇게 걷고 있었나요? |

머리를 들어 올리는 이 레슨은 인간 발달 순서에서 얻은 기본적인 기능을 복습하는 것입니다. 머리들기를 조절하는 것은 다음 발달 단계로 이동하는 사전 조건입니다. 몇 개의 요소로 작업한 이 레슨은 기는 단계와 앉는 위치로 이동하는데 필수적인 것입니다. 즉:

- 머리와 눈의 움직임을 동시 발생적으로 하기

- 굴근과 신근의 움직임을 조정하기

- 경추와 요추의 곡선을 형성하기

- 머리 들어올리기를 향상시키기

환경과 상호작용 하기 위해서는 머리를 쉽게 들어 올릴 수 있는 것은 필수적입니다. 환경은 사람들의 호기심을 일으키고 따라서 발달을 자극시킵니다. 이 레슨의 결과로서 향상된 모든 요소들은 사람들 안에 앞으로의 발달잠재력을 정착시켜줍니다.

# 레슨 3

## 바로 누워서 팔꿈치를 교차하여 엎드려 기대는 자세로 전환하기

| 지시 | |
|---|---|
| 동작을 위한 **초기 자세와 제약** | 주의를 기울이고 감각하기 위하여 |
| **~ 등 대고 누우세요.** | ◂ 견갑골이 바닥과 이루는 접촉에 주목합니다. 양 견갑골에서 어떤 차이를 감지할 수 있습니까? 한쪽 다리가 다른 쪽 다리보다 더 길게 느껴지나요? 양쪽이 똑 같은 사람은 없습니다. 두 다리에서 느끼는 어떤 차이에도 주목하세요.<br><br>중심선을 인식할 수 있나요?<br><br>하나의 선이 두개골 중앙을 지나 목, 양 견갑골 사이, 요추, 골반, 그리고 계속해서 양 다리 사이로 내려갑니다. 중심선에서 각 다리가 얼마나 떨어져 있는지 느낄 수 있나요?<br><br>발은 어디로 향하고 있습니까? |
| 우리는 신체구조의 대칭성을 추구하지는 않고, 우리가 행하는 행위에서 자신을 어떻게 대칭적으로 사용할 수 있는가를 추구합니다. 여기서 우리는 중심의 감각을 명료화하고 있는데 이것은 균형과 조합을 향상시키는 중요한 요인입니다. 중심선을 찾아가는 것은 한 사람의 자기감을 위해 즉, 자아상으로 이어지는 가치 있는 일입니다. ||
| **1. 양팔을 올려 바닥에서 서로 대각선상에 놓이게 하고, 다리를 벌려 역시 대각선을 형성하게 합니다.**<br><br>a. 왼 다리를 들어 올려 중심선을 지나 오른 다리 위로 갈 때까지 움직여 가고는 다시 시작한 곳으로 돌아옵니다.<br><br>이렇게 몇 번 왔다 갔다 합니다. | ◂ 다리를 움직일 때 왼쪽 골반을 들여올려 오른쪽으로 가져갑니다.<br>발을 경직시키지 말고 이완을 유지하세요.<br><br>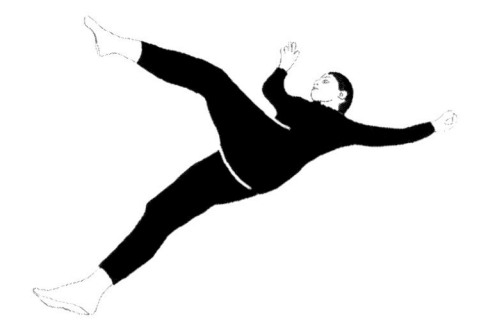 |

b. 점차적으로 상체를 이 동작에 가담 시키세요. 왼 어깨는 올라갈 것이며 팔은 머리 위로 올라가 거의 옆으로 누울 때 까지 오른쪽으로 움직일 것입니다.

◀ 동작은 다리에서부터 시작하고(들어 올리고 오른쪽으로 움직여) 상체가 이를 따릅니다.

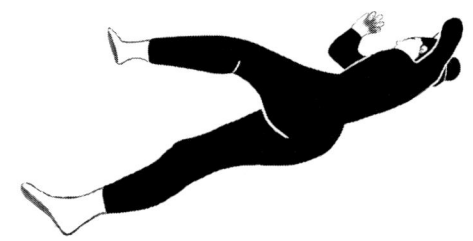

다시 상체가 동작을 이끌게 하여 등을 대고 돌아 누우세요.

이런 식으로 왔다 갔다 몇 번 합니다.

◀ 돌아올 때는 손에서 시작하여 팔과 어깨는 뒤로 움직이고 하체가 그 뒤를 따릅니다.

어깨 동작이 중요하니 이를 주목하세요.

c. 이 동작을 팔꿈치를 교차하여 지지를 하면서 앞으로 엎드릴 때까지 계속합니다.

◀ 왼 팔꿈치는 오른 팔꿈치 위에서 교차됩니다. 양 팔꿈치는 어깨 밑에 세워져 있습니다.

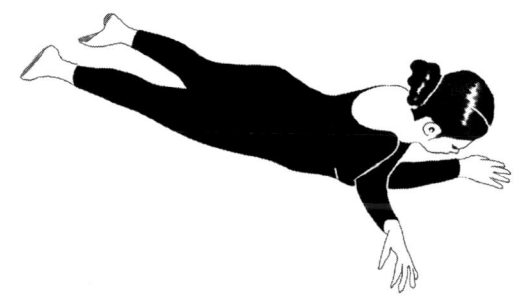

d. **팔꿈치를 엇갈려 지지하고 엎드려 있는 동안 머리를 내려뜨려 자유롭게 매달리게 합니다.**

교차된 팔꿈치 위에서 시선을 아래로 두고 머리를 한 쪽에서 다른 쪽으로 움직입니다. 팔꿈치에 기대는 것을 잊지 마십시오.

◀ 머리 동작으로 인해 발생하는 움직임의 연쇄 반응을 봅니다(견갑대에서, 척추에서, 그리고 골반에서).

이러한 상호 관련된 동작은 척추의 곡선을 형성시키는 자극이 됩니다. 머리의 움직임-중앙에서 모든 방향으로-은 중력과 상호 관련되어 있으며 오리엔테이션의 발달에 중요한 단계가 됩니다. 머리가 오리엔테이션을 변화시키면 몸의 나머지 부분은 머리의 변화에 따라 그 조직화에 적응하는 것을 배우게 됩니다.

e. 다시 돌아 눕기 위해 오른팔을 바닥을 따라 길게 늘이면서(시선은 손을 향하고) 머리를 오른팔 위로 올립니다. 팔을 계속해서 늘이면 몸이 돌면서 바닥에 눕게 됩니다.

◀ 이것은 이전 동작을 반대로 하는 것입니다.

◀ 오른팔을 늘이는 것은 몸무게를 옆에서 뒤로 이동시키는 결과를 낳습니다.

a-e ↻ 전 과정을 하나의 계속된 동작으로 합니다. 누어서 앞으로 돌아 팔꿈치 위에서 쉽니다. 그리고 뒤로 누울 때까지 다시 그 과정을 역으로 진행합니다.

이렇게 몇 번 앞으로 뒤로 반복하세요.

~ 모두 멈추고 등을 대고 누워 쉽니다.

a-e ↻ 이제 다른 쪽에서 전 과정을 합니다.

**2. 등을 대고 누우세요.**

(1a에서 한 것과 똑같은 과정을 반복): 오른 다리를 들어 올려 왼 다리 위로 가져갑니다. 그러나 이제는 그와 동시에 오른팔을 왼쪽으로 가져갑니다.

이러한 과정은 다시 양 팔꿈치에 기대는 결과를 가져올 것이지만 이때는 팔꿈치가 서로 평형으로 조직화될 것이고 당신은 수평을 향해 똑바로 앞을 바라볼 수 있습니다.

◂ 팔꿈치에 기대는 두 가지 방식들 간의 차이를 주목: 교차와 수평, 어떤 조직화가 더 안정적인가요?

이 레슨의 뒷부분에서 우리는 팔꿈치를 나란히 기대 놓고, 동작을 수행할 것입니다. 즉, 팔꿈치를 바닥에 고정시키고 몸에서 '근위부 대 원위부'의 원리에 의하면 (이 경우 팔꿈치는 등에 대하여 원위부), 이 조직화는 좀 더 안정된 견갑대와 관련하여 척추와 골반에 '힘을 가할' 것입니다.

레슨 내내 머리를 아래로 내려뜨리는 것의 목적은:

- 머리를 '내려뜨리면' 중력에 더 잘 반응할 수 있는 기회를 제공합니다.

- 늑골이 동작에 더 가담하도록 힘을 가하게 됩니다(그것은 머리를 '내려뜨린' 결과로서 발생).

- 오리엔테이션을 머리에서부터 좀 더 큰 근육인 골반과 대퇴부로 이동시켜 이들이 동작을 이끌게 합니다.

**3. 엎드린 자세에서 팔과 팔꿈치를 나란히 기대고 머리를 편하게 내려뜨립니다.**

오른 엉덩이를 몇 번 들어 올립니다.

엉덩이를 들어 올릴 때 오른 무릎을 바깥으로 벌려 배 쪽으로 올려줍니다(길 때와 같은 방식으로)

이를 몇 번 반복합니다.

↻ 이 모든 것을 다른 쪽에서 합니다. 왼 엉덩이를 들어 올리면서 다리는 기는 동작을 합니다.

◂ 발을 포함하여 다리의 전체 안쪽이 바닥과 접촉을 유지한 채 무릎을 미끄러뜨립니다.

◂ 무릎이 배 쪽으로 움직일 때 무슨 변화가 일어납니까?

**4. 팔꿈치에 기대는 같은 자세에서 머리는 편하게 내려뜨립니다.**

머리를 오른쪽으로 움직여 오른 귀를 오른 어깨로 향해 움직입니다.

그리고 다른 쪽으로, 왼 귀를 왼 어깨를 향해 움직입니다.

이제 이쪽저쪽으로 바꾸어가며 움직입니다.

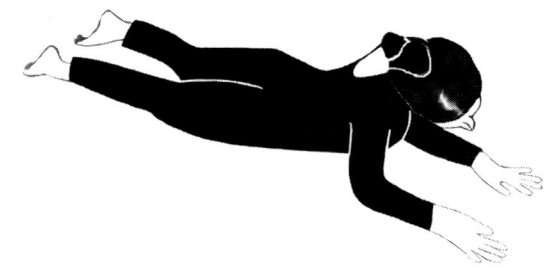

◂ 머리를 움직일 때 어느 쪽이 더 쉽고 더 편안합니까?

◂ 머리의 위치가 오른쪽으로 갈 때 척추의 어느 부분이 그 변화에 반응하는고 왼쪽으로 움직일 때는 어느 부분이 반응하나요?

3+4:

오른 엉덩이를 들어 올리고 무릎을 위로(길 때와 같이) 끌어 올립니다.

오른 무릎을 바닥에서 끌어올릴 때 오른 귀를 오른 어깨로 접근시킵니다.

↻ 이 모두를 다른 쪽에서도 합니다.

↻ 이것은 이쪽저쪽으로 번갈아 합니다.

위로 끌고 올라가는 무릎을 어깨 아래로 몇 번 봅니다. 그리고는 어깨 너머로 몇 번 봅니다.

◂ 무릎을 미끄러뜨리는 기능이 머리를 이쪽저쪽으로 움직여 준 결과로서 향상되었는가요?

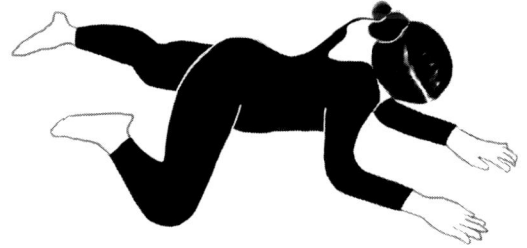

◂ 머리 위치의 변화는 새로운 오리엔테이션을 가능하게 한다는 데 주목하세요. 골반과 다리를 따라 척추의 각 마디를 연쇄적으로 자극합니다.

5. 오른 다리를 굽혀두고 머리는 (어깨 아래 혹은 위로) 돌려진 채 둡니다.

왼 팔꿈치를 펴고, 머리가 그 동작에 반응하게 하면 뒤로 돌아 눕게 됩니다.

◂ 팔꿈치만 펴는 것으로 뒤로 돌아 눕게 만듭니다.

6. 바로 누운 자세에서 엎드린 자세로, 그리고는 다시 돌아옵니다.

이전 과정을 우리가 했던 두 가지 방식으로 다시 합니다.

a. 평형의 팔꿈치로

b. 교차된 팔꿈치로

두 가지 뒤집기를 이쪽 저쪽 양 방향으로 하고, 그리고나서 한 방향으로만 굴리세요.

7. 팔뚝과 팔꿈치에 나란히 지탱하고 엎드려 있는 동안,

a. 한 쪽 무릎을 구부려 옆으로 끌어 올린 다음 다른 쪽은 위로 올려 골반 밑으로 가져가고, 그 다음 시작한 지점으로 돌아옵니다.

↻ 다른 쪽에서도 이와 같은 것을 합니다.

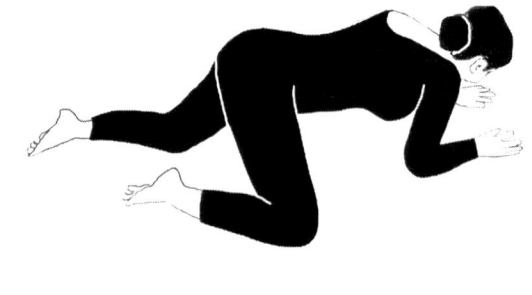

b. (a에서와) 같은 방식으로 팔꿈치에 무게를 지탱한 채 양 무릎 위에 자신을 일으켜 세웁니다.

c. 한 다리를 길게 펴고 다른 다리도 펴줍니다. 그러면 다시 팔꿈치 위에 기대고 엎드리게 될 것입니다.

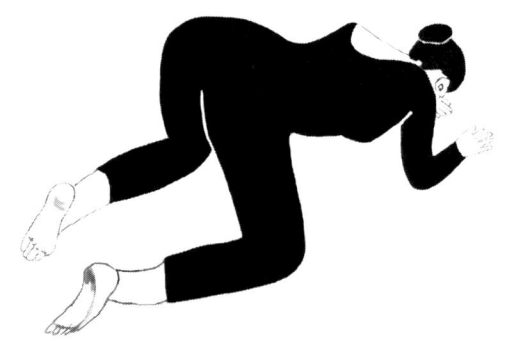

때로 이끄는 다리를 바꾸어가며 번갈아 합니다.

## 8. 양 무릎과 손을 딛고 섭니다.

마치 뜀뛰기 준비하는 것처럼 발가락을 세워 두고 머리를 아래로 내려뜨립니다. 몸무게를 발뒤꿈치 쪽으로 이동하고, 무릎을 피면서 골반을 들어 올립니다. **그리고 전체 발을 딛고 일어섭니다.**

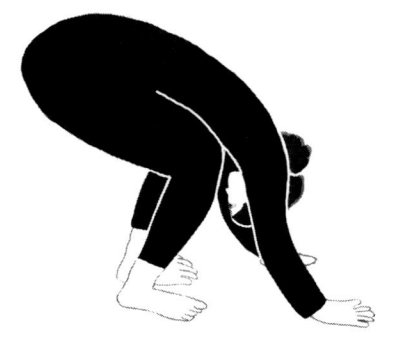

◀ 일어날 때 등이 굽혀 있다가 펴지기까지 어떻게 변하는지 주목하세요. 무릎과 골반이 들어 올려진 후에 손이 바닥에서 떨어지는 것에 주목합니다. 일어설 때 머리는 제일 마지막에 올라옵니다.

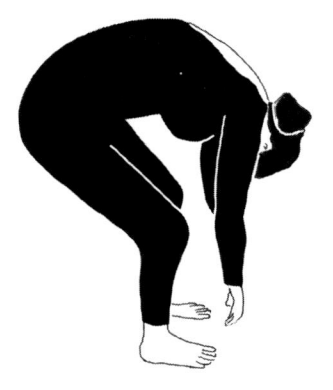

팔꿈치와 팔뚝으로 지지하고 쉬는 것은 인간 발달의 순서에서 중요한 단계입니다.

머리가 바로 세워져 있을 때, 오리엔테이션의 장은 확장하고, 호기심이 발달할 가능성이 더 많습니다. 이러한 머리의 위치는 또한 보다 다양한 움직임을 선택할 수 있게 하고, 이러한 능력은 배로 기는 단계에서 가능하였던 것 보다 발달적 진보를 더욱 가능하게 하는 자극이 됩니다.

견갑대의 조직화와 강화, 그리고 늑골 윗부분의 가동성은 배로 기는 것을 발달시키는데 필수 조건이 되고 네 발로 기는 것을 준비시켜 줍니다.

교차된 팔꿈치 자세로 중심선을 교차하는 것은 중심축을 찾을 수 있도록 도와줍니다. 그렇게 되면 중심축에서 가깝게 그리고 멀게 움직이는 것을 학습하며 나아가 오리엔테이션과 균형감이 발달하게 됩니다.

중심선을 교차하는 것은 또한 중심축을 회전시킬 수 있는 능력을 지휘하고 연결시켜주어 모든 방향으로 회전할 수 있게 합니다.

몸의 무게를 바닥으로 눌러주는 것은 고유수용감각 기관에 자극이 됩니다. 이 고유수용감각은 피부, 근육, 힘줄, 인대, 뼈에 위치하고 있습니다. 이러한 감각의 연결망은 어떤 환경에서도 자신만의 '자기' 의 느낌을 발전시킬 수 있도록 돕습니다.

우리의 근육감각은 움직임을 지각하는 능력으로서 고유수용감각 기관에서 나옵니다.

# 레슨 4

## 바로 누운 자세에서 옆으로 눕고, 그리고 앉는 자세로 이동하기

| 지시 | |
|---|---|
| 동작을 위한 **초기 자세와 제약** | 주의를 기울이고 감각하기 위하여 |
| **~ 등을 대고 누우세요.** | ◂ 오른발이 어디로 향하고 있는지 알아봅니다. 그리고 왼발은 어디로 향하고 있는지 비교해 봅니다. (각각의) 발뒤꿈치의 어느 부분에 무게가 주어지고 있습니까?<br><br>무릎 뒤와 바닥 사이의 공간은 얼마나 됩니까? 한 무릎이 다른 무릎보다 바닥과 더 가깝게 있습니까? 무릎에 과도한 압력을 주지 않도록 조심하세요.<br><br>허벅지가 골반과 어디에서 만나는지 느껴집니까? 골반의 어느 부분이 바닥과 접촉하고 있는지요? 늑골과 척추의 어느 부분이 바닥과 닿고 있습니까? 두개골 어디가 바닥과 닿고 있나요? 팔과 손은 어디에 놓여있습니까?<br><br>숨을 쉴 때 복부와 늑골에서 움직임이 일어나는 것을 인식할 수 있습니까? |
| **1. 두 무릎을 굽혀 발을 바닥에 세우세요.**<br><br>a. 오른 무릎을 오른쪽으로 내려뜨리고는 다시 올립니다(왼 무릎은 세워두고)<br><br>이렇게 왔다 갔다 합니다. | ◂ 오른발로 관심을 이동시킵니다. 발의 오른쪽으로 무게가 넘어가는지요? 오른 무릎이 얼마나 많이 내려가나요? 오른 무릎과 바닥과의 거리는 얼마나 되나요? |

| | |
|---|---|
| **b. 오른 무릎을 오른쪽으로 내려 두고 -**<br><br>왼발에 기댑니다. 그리고는 왼 고관절을 들어 올렸다가 내려뜨리세요.<br><br>오른 무릎을 내려뜨린 자세에서 왼 고관절을 위로 아래로 여러 번 움직입니다.<br><br>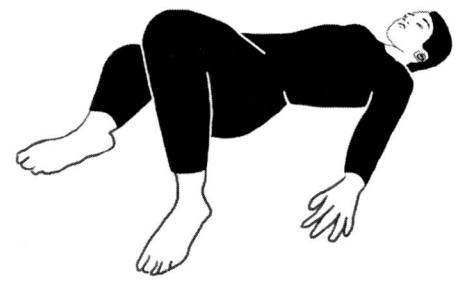<br><br>a. ↻ 다시:<br><br>**오른발을 바닥에 세우고,**<br><br>**오른 무릎을 오른쪽으로 내려뜨리세요.** | ◂ 왼 고관절을 들어 올린 결과로서 오른 무릎이 바닥으로 더 가깝게 내려가는지 봅니다(심지어 바닥에 닿을 수도 있지요. 그렇다고 바닥에 도달하려고 애쓰지는 마세요).<br><br>◂ 두 개의 고관절에서 움직임이 일어난다는 것을 주목하세요. 하나가 올라가는 동안에 다른 하나는 내려갑니다. 만일 그것을 허용하면 중력의 힘은 무릎과 다리가 바닥을 향해 아래로 움직이도록 대퇴골에 영향을 줄 것이고, 여러분은 골반과 다리의 시이소오 움직임을 하게 될 것입니다.<br><br>이 움직임으로 인해 무릎이 더 많이 낮춰질 수 있는가요? |
| **~ 다리를 펴고 휴식을 취합니다.** | ◂ 발이 향하고 있는 방향이 변했는지 봅니다. |
| 1. ↻ 이 모든 것을 다른 쪽에서도 합니다.<br><br>**왼 무릎을 왼쪽으로 내려뜨리면서:**<br><br>a -b- a. | ◂ 동작이 명백해 짐에 따라 추가적인 관찰을 할 수 있습니다.:<br><br>오른발을 누르고 오른 고관절을 들어 올리면 (b), 골반에서 회전 동작을 일으키는 것입니다. 이것이 늑골에는 어떠한 영향을 주는지 주목하세요.<br><br>만일 호흡을 멈추지 않는다면 회전 동작은 가슴에서도 일어날 것입니다. 이를 경추를 쭉 따라가며 느낄 수 있나요?<br><br>만일 이를 느끼지 못하면, 무엇이 일어나고 있는지 관찰하고 무엇이 동작을 막고 있는지 주목해 보세요. |

2. 두 무릎을 굽혀 발을 바닥에 세우세요. 오른 무릎을 오른쪽으로 내려뜨리세요.

a. 왼 고관절을 들어 올리면서 동시에 머리를 오른쪽으로 돌립니다.

◀ 어떻게 숨을 쉬는지 보세요. 언제 들이마시고 언제 내쉬나요?

b. 왼 고관절을 들어 올릴 때 머리를 왼쪽으로 돌립니다(반대 방향).

◀ 머리와 반대 방향으로 고관절을 들어 올리는 것이 머리를 돌리는 정도에 얼마나 영향을 주는지 알아봅니다.

c. 머리를 번갈아 움직입니다. 매번 골반을 움직일 때 머리 동작의 방향을 변화시키세요. 이를 천천히 협응하는 방식으로 합니다.

◀ 머리 동작이 경추, 흉추 그리고 척추 상부에 어떻게 영향을 주는지 알아봅니다.

~ 다리를 쭉 펴고 쉽니다.

◀ 여기까지 한 것으로 다리가 쉬는 방식에 무슨 영향을 주었는지 알아봅니다. 무게, 길이, 발의 방향에서.

2. ↻ 이를 다른 쪽에서도 합니다. 왼 무릎을 왼쪽으로 내려놓고: a - b - c.

3. 두 무릎을 굽히고 발을 바닥에 세우세요. 왼발을 한 발 더 왼쪽으로 보내서 다리가 넓게 벌어지게 하세요.

그리고 왼 무릎을 오른쪽 안으로 내려뜨립니다.

◀ 골반과 왼 고관절은 약간 올라갑니다. 골반이 오른쪽으로 약간 돌아가는 것을 주목하고, 무릎과 골반의 움직임이 어떻게 늑골과 흉곽을 모두 회전시키는 지 보십시오.

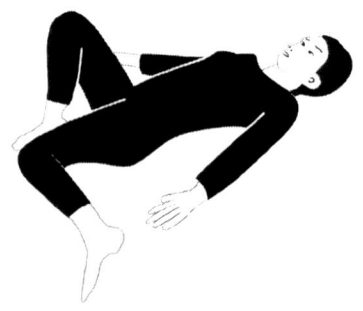

무릎을 안쪽으로 내려뜨리려면 오른 다리에 과도한 긴장을 줄이고 중력의 힘이 그 다리에 작용하게 할 필요가 있습니다.

◀ 무릎을 오른쪽으로 내려뜨리는 것이 늑골, 등, 그리고 골반의 움직임과 어떻게 관련되는지 주목합니다.

무릎을 옆으로 내려뜨릴 때마다 숨을 내쉽니다.

◀ 숨을 내쉼으로서 무릎을 아래로 내려뜨리는데 어떤 영향을 주는지 살펴봅니다.

| | |
|---|---|
| ~ 다리를 펴고 쉽니다. | ◀ 이제까지 한 것의 결과 - 골반이 쉬고 있는 자세, 다리가 바닥에 놓여있는 방식, 그리고 늑골과 머리의 위치 - 를 관찰합니다. |
| 3. ↻ 다른 쪽<br><br>↻ 번갈아 : **두 무릎을 굽히고 두 다리를 보통보다 넓게 벌려 발을 바닥에 세웁니다.**<br><br>그리고 두 다리를 안쪽으로 번갈아 내려뜨립니다. | ◀ 두 다리의 차이를 주목합니다.<br>어느 다리가 더 많이 가라앉나요?<br>◀ 전체 척추를 따라 어느 쪽에서 동작이 더 잘 연결되나요?<br>◀ 무릎을 안쪽으로 내릴 때 무릎이 머리로부터 멀리 움직입니까? |
| 4. **두 무릎을 굽히고 발을 바닥에 세웁니다. 두 손을 천정을 향해 올리고 손바닥을 박수치듯이 마주 대세요.**<br><br>a. 두 팔을 오른 쪽으로 움직였다가 다시 중앙으로 되돌아오게 합니다. 손바닥을 함께 맞대고, 팔꿈치는 자연스럽게 펴고, 삼각형을 유지한 채, 머리를 팔의 동작과 같은 방향으로 움직이세요.<br><br>왔다 갔다 몇 번 반복합니다.<br><br>b. 손을 오른쪽으로 움직이는 동안 오른 무릎을 오른쪽으로 낮춥니다. 동작을 동시에 하도록 맞춥니다.<br><br>c. **손과 무릎을 오른쪽 바깥으로 내 보낸 후 머무르세요.**<br><br>배를 부풀리고 가슴을 수축시킵니다. 그리고 가슴을 부풀리고 배를 수축시킵니다. | ◀ 밑변이 견갑골이고 양쪽 변은 두 팔인 삼각형이 형성됩니다.<br><br>◀ 왼 어깨와 견갑골이 바닥에서부터 떨어져 올라가나요? 손이 오른쪽으로 얼마나 멀리 나가나요?<br><br>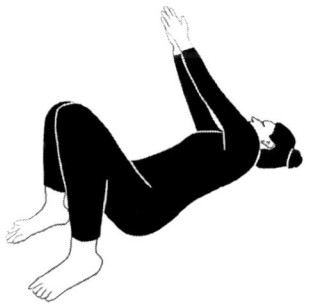<br><br>◀ 손이 어디까지 멀리 나가나요?<br><br>◀ 배가 부풀려질 때 아래쪽- 배꼽에서 골반 뼈까지도 부풀려지는 것을 주목합니다.<br>그러나 늑골은 아래로 내려갑니다. |

| | |
|---|---|
| 이렇게 시이소오 같은 움직임을 몇 번 반복하세요. | ◀ 반면, 복부 근육이 수축하면 흉곽은 확장됩니다. 주변 전체 – 옆, 위, 쇄골까지 확장되지 않는지요? |

늑골의 유연성은 골반을 움직이지 않고도 견갑골과 팔이 옆으로 내려갈 수 있게 하는데 필요합니다.

호흡에 관여할 수 있는 여러 신체 부분들을 활성화 시키는 것은 늑골을 자극할 것이며(예를 들어, 배와 가슴을 번갈아 확장시키는 시이소오 움직임으로), 특히 부유 늑골(floating ribs)을 자극하여 좀 더 자유롭게 움직일 수 있게 해줍니다. 횡격막, 복부, 그리고 늑골 안 근육의 움직임들 간에 더 좋은 협응을 가능하게 합니다.

| | |
|---|---|
| **d. 두 무릎을 굽히고 발을 세우세요. 손을 천정을 향해 들어 올리고 두 손바닥을 박수치는 자세로 마주 대세요.**<br><br>'삼각형'과 머리를 서로 반대되는 방향으로 움직입니다. 손을 오른쪽으로 움직이면 머리는 왼쪽으로, 손을 왼쪽으로 움직이면 머리는 오른쪽으로 움직이세요. 이를 몇 번 반복합니다.<br><br>↻ 처음의 동작(4a)을 반복하세요. 삼각형을 오른쪽으로 내렸다가 다시 중앙으로 가져옵니다. | ◀ (이 레슨 시작할 때와 비교하여) 늑골과 흉곽은 이제 어느 정도 회전하나요? |
| **4. ↻ 다른 쪽을 반복합니다.**<br><br>a-b-c-d. | |
| ~ 등을 대고 누워서 쉽니다. | |
| **5. 두 무릎을 굽히고 발을 바닥에 세우세요.**<br><br>**오른 무릎을 가슴 쪽으로 가져와서 오른손으로 잡습니다.**<br><br>손과 무릎을 함께 오른쪽으로 움직이고, 머리도 같은 방향으로 움직입니다. 그리고는 중앙으로 돌아옵니다.<br><br>이를 몇 번 반복합니다. | ◀ 무릎으로 배를 누르지 않도록 합니다. |

↺ 다른 쪽도 같은 것을 반복하세요.

**왼 무릎을 가슴으로 가깝게 가져와서 왼손으로 잡고** 손과 발을 함께 왼쪽으로 움직였다가 제자리로 가져옵니다.

이를 몇 번 반복합니다.

6. 두 무릎을 벌려 가슴 쪽으로 가깝게 가져오고 팔을 굽혀 공중으로 들어 올립니다(손과 발은 자유롭게 공중에 떠 있게 합니다.

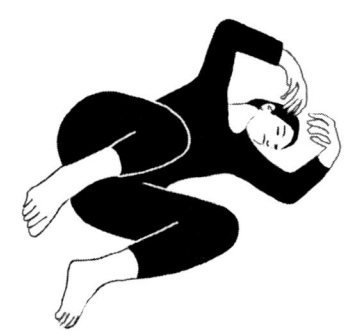

a. 왼 무릎을 왼쪽으로 내려뜨리며, 그 결과로 팔이 왼쪽으로 따라 움직이게 합니다.
그리고, 오른 무릎도 왼쪽으로 가는 움직임을 따르게 합니다.

**이 태내기의 자세로 왼쪽에 머무르세요.**

◀ 능동적인 부분은 끌어당기는 다리이고, 다른 쪽은 수동적으로 따릅니다.

b. 옆으로 누운 자세에서 뒤로 돌아 눕기 위해 굽혀진 오른 다리를 천정을 향해 들어 올리면 등이 다시 바닥으로 되돌아옵니다.

오른쪽을 향해 계속 갑니다. 왼 다리가 오른 다리를 따르도록 내버려두면 몸이 다른 쪽으로 자연히 돌게 됩니다.

◀ 무릎을 천정으로 향해 들어 올리면 다른 다리가 따라올 것입니다.

◀ 위에 있는 다리는 아래 다리를 따라 내려가고 위의 손은 아래 손을 따라 내려갑니다.

c. 이런 방식으로 한 쪽에서 다른 쪽으로 구르기를 계속: 다리가 움직임을 이끌고, 손과 머리는 다리를 따라 이쪽에서 저쪽으로 반응합니다.

지금 도달한 쪽에서 잠시 쉰 후에 다시 다른 쪽으로 굴립니다.

◀ 이쪽에서 저쪽으로 몸을 굴릴 때 늑골이 어떻게 반응하는지 주목하세요.

중앙에서 옆으로 구를 때 모든 사지가 중력의 힘에 반응하도록 합니다.

이 움직임을 얼마나 천천히 할 수 있는가요?

옆으로 천천히 구를 수 있는 능력은 신근과 굴근의 협응력에 달려있습니다.

또한 엉덩이의 큰 공과 소켓 관절, 어깨의 유연성, 그리고 사지가 중력의 힘에 반응하는 능력에도 달려 있습니다. 빠르게 움직이면 이들 요인을 그냥 지나칠 수 있으며, 그렇게 되면 그러한 능력을 향상시킬 수 있는 기회를 놓치고 말게 됩니다.

구르는 행위를 하는 동안 중심선을 지나는 것은 '내이의 전정 기관'의 발달에서 결정적인 단계입니다. 그것은 한 자세에서 다른 자세로 이동할 때 균형을 유지시키는 능력입니다.

| | |
|---|---|
| **~ 팔과 다리를 펴고 쉽니다.** | |
| 6. 다시, 이쪽에서 저쪽으로 몸을 굴립니다.<br><br>이제는 빨리 구르세요. | ◂ 자신의 경험을 토대로 각 단계에서 무엇을 하는지 그리고 사지의 움직임을 어떻게 동시에 일어나게 하는지 알아봅시다. |
| 7. (몸을 굴리며 앉는 자세로의 준비)<br><br>**왼쪽으로 누우세요.**<br>**다리와 팔을 구부리세요.**<br><br>a. 오른 무릎을 가슴 쪽으로 가깝게 가져온 다음, 다시 멀리 움직입니다. 머리가 이 움직임에 반응하게 하세요.<br><br>b. 오른 무릎과 머리 사이에 상상의 막대를 두고, 이를 같은 방향으로 움직입니다.<br><br>무릎이 몸으로부터 멀어져 가면 머리는 앞으로 나가고, 무릎이 가슴 가깝게 오면 머리는 뒤로 움직입니다. | ◂ 무릎이 가슴 쪽으로 가까이 오고 가슴으로부터 멀어져 갈 때 머리가 구르는 것을 주목 하세요:<br><br>한 번은 뒤통수가 바닥에 한 번은 이마가 바닥으로 향합니다. 다시 말해서, 다리의 움직임과 머리의 움직임 간에는 연결성이 있습니다. |
| **~ 등을 대고 누워서 쉬세요.** | |

7. ↻ (다른 쪽)

   **오른쪽으로 누워** 같은 것을 반복합니다(a와 b).

8. **바닥에 바로 누워, 두 무릎을 굽히고 가슴 쪽으로 가깝게 가져오세요.**

   a. 왼쪽으로 몸을 돌리고 동시에 오른 다리를 뒤로 바닥과 평행을 유지하며 뒤로 움직이세요. 그리고는 옆으로 앉는 자세로 될 때까지 왼 팔꿈치에 기대어 움직입니다.

   b. **같은 방식으로 제자리로 돌아갑니다.**

   옆으로 앉은 자세에서 왼 손바닥에 기대어 팔꿈치를 굽히고 거기에 어느 정도의 무게를 줍니다. 다리가 공중에서 굽혀져 올린 채 등을 대고 눕는 자세가 될 때까지 등이 바닥을 향해 내려가게 합니다.

   전체의 과정(a. b)을 하나의 계속적인 움직임으로 합니다.

   ↻ 다른 쪽에서도 반복합니다.

   ↻ 이를 이쪽저쪽 번갈아 합니다.

   방향을 바꾸어가며 여러 속도로 움직입니다.

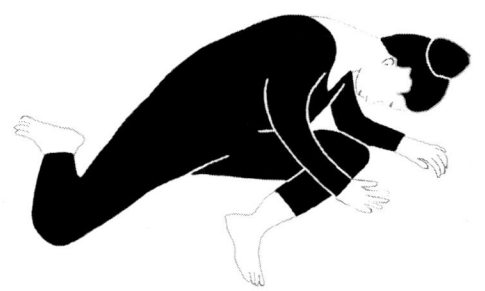

◂ 팔꿈치를 어디에 두는지 주목하세요. 이 기능을 위해 적합한 위치를 찾을 때까지 여러 위치에서 시도해 봅니다.

◂ 한쪽에서 행위의 형태가 명백해지면 다른 쪽에서도 쉽게 할 수 있을 것입니다, 그리고 다양한 속도로 할 수 있습니다.

끝에서 시작 지점으로 가는 기능을 수행하는 것은 '가역성'의 원리에 기초합니다. 가역성이란 "잘 조직화된 동작이란 시작에서 끝까지 그리고 끝에서 시작까지 명확성, 용이성, 질에 대한 동일한 감각으로 수행할 수 있는 것"을 말합니다. 멈출 수 있고, 돌아갈 수 있으며, 또는 어떤 순간에도 동작을 계속할 수 있는 것이 가능합니다. 끝에서 시작 지점으로 감으로써 더 쉽게 가르칠 수 있는 기능적 움직임들이 있습니다. 그것은 8b와 같이 앉은 자세에서 눕는 자세로 가는 것과 같습니다.

사람들은 앉아 있다가 눕는 자세로 가는 것을 더 쉽게 생각합니다. 왜냐하면 중력의 힘에 반하지 않고 그것과 함께 하려는 반응이 있기 때문이죠. 누웠다가 앉을 때는 저항을 합니다.

인간발달에는 몇 가지 필수적인 단계가 있는데 그것이 이 레슨에 포함되어 있습니다. 한 쪽에서 다른 쪽으로 이동하고 구르고 그리고 앉는 것입니다.

일반적으로 사람들은 목표지향적이어서 목표가 얻어지는 방식에는 관심을 덜 가집니다. 여기에서는 한 단계에서 다른 단계로 이동하는 것에 강조를 둡니다.

이동에 관여하는 중요한 요소들은 다음과 같습니다.

- 방향감-유연성

- 균형감

- 중심축 혹은 중심선

- 무게 이동

- 일반적인 협응성

- 견갑대와 고관절의 특수한 협응과 팔과 다리의 협응

이들 요소들이 사용되지 않는다면 혹은 적절하게 조직화되지 않는다면 통증 및 다른 장애가 수반될 수 있습니다. 이 레슨은 서로 다른 중요한 요소들을 많이 포함하고 있기 때문에 여러 번 반복할 만한 가치가 있습니다.

이 레슨을 반복할 때마다 각 요소가 확장되거나 그 요소 속에 깊게 들어갈 수 있습니다.

레슨 5, 6, 7은 기립 자세를 자동적으로 습득할 수 있는 능력에 필요한 요건을 다루는 시리즈입니다.

**기립 자세는 진화를 통해 인간에게 발달하였습니다. 이것은 생리적 체계 속에 심어져 온 요소이며, 인간 종을 특징지우는 가장 중요한 계통발생적 발달 중 하나입니다. 기립 자세의 요소는 인간의 몸 안에 존재합니다.**

서 있을 때 우리는 정지된 자세를 추구하는 것이 아니라 다이내믹한 자세를 추구하는데 이러한 자세에서는 어떠한 사전적 조절이 필요 없이 어떤 방향으로도 움직일 수 있습니다. "액춰(acture)"라는 단어는 (자세와 행위의 조합어로서) 다이내믹한 자세를 생각하는 표현이라 하겠습니다. 골격의 완전한 움직임의 가능성을 실현하기 위해서는 신근과 굴근이 서로 어떻게 조합하는지 배워야 합니다. 다른 말로 주동근과 길항근이 어떻게 조화롭게 작업하는지 배워야 합니다.

기립 조직화를 향상시키는 것은 모든 관절과 근육 안에 있는 각 요소들을 다룸으로써 이루어집니다.

휘고 굽히는 것을 다루는 레슨이 어떻게 우리의 액춰를 향상시키는 데 도움을 줄까요? 어떻게 이 레슨들이 근육의 행위를 조합하는 것을 배울 수 있게 도울까요?

휠 때 - 앞에 있는 굴근은 어떻게 '내려놓아' 보다 완전히 길어지는가를 배우는 반면 등에서의 신근은 비습관적인 기능 속에서 어떻게 수축하는가를 배웁니다.

굽힐 때 - 신근은 앞으로 숙일 수 있도록 어떻게 '내려놓는가'를 배워야 하며 그에 따라 굴근은 어떻게 신근의 저항 없이 기능하는지 배웁니다.

신근의 주요 역할 중의 하나는 중력의 끌어당김에 반작용하는 것입니다. 우리가 일어설 때 신근은 앞으로 쓰러지지 않도록 막아줍니다. 신근은 중력과 관계하여 우리가 수직 정렬을 유지할 수 있게 도와줍니다.

이 레슨 시리즈에서 - 휘는 동작은 중력에 대한 여러 오리엔테이션 안에서 실행됩니다.

<u>레슨 5에서는 - 옆으로 누워</u>

<u>레슨 6에서는 - 바로 누워</u>

<u>레슨 7에서는 - 엎드려 누워</u>

'옆으로 누워 굽힌 다리를 뒤로 움직이는' 초기의 동작은 이 시리즈에서 각 레슨 내내 - 시작할 때, 레슨 중에, 끝에서 - 반복됩니다. 같은 동작을 반복하지만 기계적으로 행해지는 것이 아니고 반복할 때마다 질이 달라집니다. 각각의 반복은 수행되고 있는 방식에서 어떤 변화라도 비교하고 관찰할 수 있는 기회이기 때문에 '기준 동작'이라고 명명됩니다. 교사는 이러한 긍정적인 변화들에 대해 학생들이 주의를 기울이도록 이끌어야 합니다.

어떻게 '같은 동작을 반복하는 동안' 이러한 변화들이 일어나는지요? 이 레슨들은 생명공학적 지식에 기초합니다. 이러한 공학적 법칙이 레슨 동안에 골격에 작용할 수 있도록 계획되어집니다. 레퍼토리와 변형들은 이전에 움직이지 않았던 부분들이 움직임에 가담하도록 '요구'하고, 움직임을 방해하였던 부분들은 모두 사라지거나 감소되도록 '요구'합니다.

기능을 향상시키기 위하여 근육 감각을 발전시키고, 감각운동체계가 여러 상황과 오리엔테이션에서 중력에 적응하도록 학습할 수 있게 하는 것이 필요합니다.

이 시리즈의 끝에 가서는 새로운 자아상이 우리의 자세와 액춰 속에 통합되어집니다. 여러 레슨을 통해 점점 더 많은 경험을 습득하면서 우리는 자아상을 계속 향상시켜 나가게 됩니다.

이 시리즈의 끝에 가서 생기는 자발적인 '기립성'은 "바로 서라"라는 어떤 명령(혹은 반복된 요구) 보다도 신경계에 의해 더 크게 흡수되어질 가능성을 갖게 됩니다.

## 레슨 5

# 옆으로 누워서 기립 자세 향상시키기(세 개의 레슨 시리즈 중 첫 번째)

| 지시 | |
|---|---|
| 동작을 위한 **초기 자세와 제약** | 주의를 기울이고 감각하기 위하여 |
| 기립 자세를 향상시키기 위해서는 서서 그리고 누워서 신체의 여러 부분을 감각하는 방식을 명료화시키는 것이 중요합니다. 예를 들어, 등과 앞부분을 명확히 구분하는 능력, 하나의 신체 부분과 다른 부분의 상대적 위치와 상호관련성 등을 감각하는 것입니다.<br><br>따라서 레슨 시작부터 바로 학생들에게 자신을 어떻게 감각하고, 느끼는지 알아보고, 이를 레슨이 끝난 후 느끼는 바와 충분히 비교할 시간을 가지라고 권하는 것이 좋습니다. | |
| ~ 등을 대고 누우세요. | ◂ 두 다리 사이의 거리를 알아봅니다.<br><br>발가락이 무릎과 같은 방향을 향하고 있는지, 혹은 바깥으로 더 향하고 있는지요?<br><br>골반이 바닥에 완전히 닿고 있는지 혹은 꼬리뼈에 더 기대고 있는지요?<br><br>흉추를 관찰해 봅니다. 어디가 바닥과 더 가깝게 닿아 있나요?<br><br>두개골은 어떤 부분이 바닥에 닿고 있나요?<br>턱과 가슴 간의 거리는 얼마나 떨어져 있나요?<br><br>몸의 오른쪽을 왼쪽과 비교할 때 바닥에 놓여 있는 방식에 어떤 차이를 찾아볼 수 있나요?<br><br>두 개의 세로로 된 신체 선을 상상해 봅니다. 하나는 이마에서 치골까지 이르는 몸 앞 쪽의 선이고, 다른 하나는 두개골에서 천골까지 이르는 뒤에 있는 선입니다.<br><br>앞의 선과 뒤의 선 중 어떤 선이 더 길게 느껴지는 가요?<br><br>호흡을 알아봅니다. 숨 쉴 때 어느 부분에서 움직임이 일어난다고 느끼고 있는지요? |

1. 왼쪽으로 누우세요. 두 무릎을 굽히고 한 무릎을 다른 무릎 위에 올려놓습니다. 손은 편안한 곳을 찾아 놓으세요. 필요하다면 머리 밑은 쿠션으로 받칠 수 있습니다.

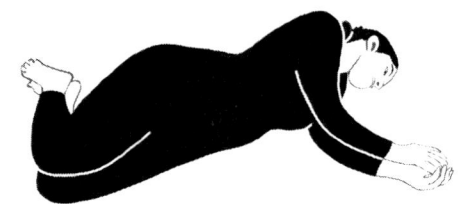

a. 천천히 양 무릎을 가슴 쪽으로 가깝게 가지고 온 다음 다시 시작한 지점으로 돌아갑니다. 이렇게 몇 번 반복합니다.

b. 굽혀진 양 무릎을 중앙에서 뒤로 움직인 다음 다시 돌아옵니다. 되돌아 올 때는 무릎을 가슴 쪽으로 가깝게 가져오지 않도록 합니다.

이것을 몇 번 반복 합니다.

◀ 정교하게 구별을 할 수 있으려면 최대로 움직이는 것보다는 최소한으로 움직이기를 제안합니다. 조금 덜 움직이고, 천천히 하면 더 큰 이득을 얻을 것임을 보장합니다.

편안함의 한계를 넘지는 마세요.

다리가 골반 뒤로 얼마나 쉽게 멀리 가고 있습니까?

이 동작에서 머리는 어떻게 가담하나요?

등의 어느 부분이 가담을 하는지, 아닌지를 관찰할 수 있습니까?

전력을 다하고 있나요? 너무 열심히 노력하지 마십시오.

1번 동작은 3개의 레슨을 하는 동안에 여러 번 반복될 것입니다. 이것은 "기준 동작"으로 기능하여 학생은 이 시리즈 동안에 일어나는 향상된 변화를 비교하거나 확인하기 위해 사용할 것입니다. 이러한 변화가 자발적으로 발생하기 위하여 각 동작을 가장 쉽고 가장 편안한 방식으로 실행합니다. 반복을 계속할 때마다 매번 상상의 목표를 향하여 애쓰지 않도록 합니다.

1. ↻ 다른 쪽.

   **다른 쪽으로 돌아 누우세요. 오른쪽으로 누우세요.**

   그리고 굽혀진 다리를 앞으로 움직이고, 뒤로 움직이는 같은 동작을 합니다.

◀ 양쪽을 비교했을 때 동작의 크기나 편안함에 차이가 있는지요? 이쪽은 더 쉽게 움직입니까?

## 2. 두 무릎을 굽혀 두고 계속 오른쪽으로 누어서

a. 굽혀진 윗다리를 바닥과 수평이 되게 하여 뒤로 움직이고 돌아옵니다. 무릎의 각도는 가능한 일정하게 유지하세요.

과잉 수축과 과잉 확장을 방지하기 위해 **발목의 각도를 유지합니다.**

◂ 무릎의 각도를 일정하게 유지할 때 골반과 척추에서 더 많은 움직임이 일어날 수 있습니다.

◂ 발에 어떠한 불필요한 긴장이라도 있는지 살펴보세요.

골반이 움직임에 가담하고 있나요?

척추를 따라가는 모든 길에서 이 움직임의 공명을 느낄 수 있나요?

다리를 뒤로 움직이면서- 숨을 들이 마시면서 배를 부풀리십시오.

이를 몇 번 반복하세요.

◂ 배를 부풀리는 것이 다리를 뒤로 움직이는 것을 돕는 가요?

◂ 골반이 더 쉽게 가담하는 것을 느낄 수 있나요?

허벅지가 가슴에서부터 얼마나 멀리 움직이며, 사타구니의 각도가 어느 정도로 더 벌려지는가요?

b. 아래 놓인 발을 뒤로 움직이고 다시 제자리로 (위의 다리 아래로) 돌아옵니다.

이를 몇 번 반복합니다.

◂ 아래 다리를 뒤로 움직이는 것과 위의 다리를 움직이는 것 간의 차이를 어떻게 느끼나요?

움직임이 일어나는 동안에 무릎과 발목에서 두 개의 각도를 유지하는 것은 우리의 시각적 감각보다는 근육감각에서 발생하는 방향감을 발달시키도록 도와줍니다.

때로 이 두 각도를 일정하게 유지하지 못하는 것은 관절이나 근육 기능의 어려움에서 오는 것이 아니고 공간 속에서 자신의 방향을 찾는 능력의 결핍으로부터 발생합니다.

- 다리를 펴고 누워서 쉽니다.

1. ↻ 반복합니다.

**왼쪽으로 누워 두 무릎을 굽힙니다.**

◂ 오른쪽으로 누워있을 때와 비교하여 어느 쪽이 누워있기 더 편안합니까?

| | |
|---|---|
| 다시 양 무릎을 가능한 편안한 범위 내에서 뒤로 움직이세요. 어떤 관절에도 압박이 없이 무릎을 고정된 각도로 유지합니다. | ◀ 무릎을 뒤로 움직이는 것이 '끊어지지 않고', 부드럽고, 지속적인 방식으로 행해지는 지 혹은 '스타카토'적이고, 멈춰지고, 불규칙하게 행해지는 지요?<br>'끊김 없는' 방식으로 움직이는 것은 더 좋은 조절의 표시입니다. |

편안한 자세는 우리의 신경계가 학습을 향해 열려있는 자세입니다. 이것은 근육을 잡고 있거나 불필요한 기생적 활동으로 점령되어 있지 않아서, 최적의 행위를 준비하고 가능하게 합니다.

우리가 스스로의 편안한 범위를 발견하고 머무르는 것이 중요함을 인지하고, 언제 어디서든지 이 조직화가 가능한지 적극적으로 찾는 것을 배우는 것은 중요합니다.

## 2. ↻ 다른 쪽:

**양 무릎을 구부리고 왼쪽으로 누워.**

| | |
|---|---|
| a. (위에 놓인)오른 다리를 바닥과 수평을 유지하면서 뒤로 움직이십시오.<br><br>발목을 구부리고 하세요.<br><br><br>이제 발을 굽히지 말고 이완된 발로 움직이세요. | ◀ 이 동작이 고관절에 어떤 영향을 주나요? 머리에는?<br><br>◀ 발이 줄 곧 굽혀져 움직이는데 굽히고 있다는 것을 모르고 그 결과도 인식하지 못하는 사람들이 있습니다.<br><br>◀ 발을 이완시키는 것이 움직임에 어떤 영향을 주는지 알아 봅니다. 다른 관절의 움직임도 역시 더 크게 되는지요? |

우리는 근육을 이완시키는 방식을 찾는 것이 아니라 자신을 더 효과적이게 하여 보다 더 쉬운 기능적 동작으로 조직화시킬 수 있도록 학습하는 것을 찾는 것입니다.

한 영역에서 '내려놓는 것'(이 경우 발)은 움직임을 제한하는 다른 근육들을 내려놓기 위한 자극이 됩니다. 근육을 굽히는 자극이 있는 만큼 근육의 수축을 줄이는 자극도 있습니다.

| | |
|---|---|
| b. 왼 다리를(아래 다리) 뒤로 움직이고, 위의 다리를 편안한 위치에 둡니다.<br><br>여기서도 역시 왼발을 구부린 상태에서 움직여 보고 다음 이완된 상태에서도 해 봅니다. | ◀ 각각의 발의 자세에 따라서 움직이는 방식의 변화를 따라가 봅니다. |

| | |
|---|---|
| 1. ↻ 반복 합니다:<br><br>다시 두 다리를 뒤로 움직입니다. | ◂ 각 다리를 별도로 움직여 분화시킨 것이 움직임의 범위와 편안함에 어느 정도 영향을 주었습니까?<br><br>이제 등의 어느 부분이 전보다 더 동작에 가담하고 있나요? |
| ~ 다리를 펴세요. 등을 대고 누워서 쉽니다. | ◂ 이 전에 양 쪽의 차이를 인식하였다면 그 이후 무엇이 변했나요? 어쩌면 당신은 바닥에 접촉하고 있는 방식이 아니라 내적으로 변화를 느낄 수도 있습니다. |

3. 왼쪽으로 누우세요.

   두 무릎을 굽히고 한 다리를 다른 다리 위에 올려놓습니다. 그리고 두 무릎을 약간 뒤로 움직입니다.

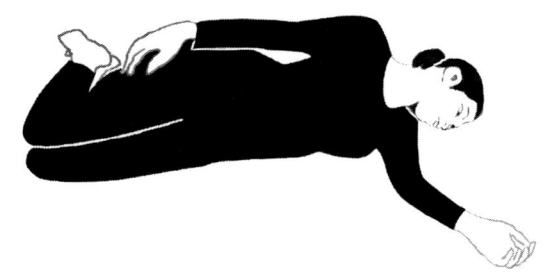

a. 오른팔을 골반 위에 올려놓으세요.(팔꿈치는 편안하게 폅니다)

쉬운 움직임으로, 오른 어깨를 뒤로 움직이고는 되돌아옵니다.

◂ 어깨 동작이 머리가 어깨를 따라 움직이도록 영향을 주나요?

b. 두 팔을 몸 앞으로 쭉 펴서 한 손을 다른 손 위에 놓습니다.

오른손을 왼 손바닥 위에서 바닥을 따라 앞으로 슬라이드 시켜 움직입니다.

◂ 팔과 어깨에서의 움직임의 범위, 그리고 견갑골이 척추에서부터 뻗어 나와 움직이는 정도를 알아 봅니다.

c. 손이 바닥을 따라 여러 방향을 찾아 나가는 식으로 뻗으세요. 어깨 선을 따라, 대각선 위로, 그리고 아래로 등등.

◂ 각 방향으로의 움직임이 견갑골에 준 영향, 경추에 준 영향, 그리고 견갑대를 가슴과 목에 연결시키는 모든 근육들에 준 영향을 알아봅니다.

d. 바닥을 따라 오른손을 머리 쪽으로 움직입니다. 팔이 머리 위로 갈 때까지 이 동작을 계속하고는 돌아옵니다. 이 동작을 왔다 갔다 몇 번 반복합니다. 머리는 왼쪽으로 돌면서 반응하게 합니다.

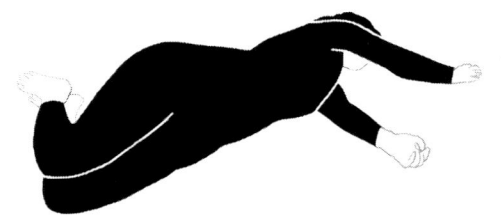

팔을 계속해서 움직여 갈 때 자신의 손이 앞에서 뒤로 뒤집히는 곳을 알아봅니다.

◀ 손이 어떤 지점에 도달할 때(이 대각선 방향에서) 뒤집어질 수 있다고 짐작되는지요.

오른 견갑골과 어깨가 왼 견갑골과 어깨와 관련하여 둘 다 앞으로 뒤로 움직이는 것을 알아봅니다.

겨드랑이 밑에 있는 늑골에서는 무슨 일이 일어나고 있습니까? 쇄골은 움직임에 어떤 방식으로 가담하고 있나요?

언제 자신이 일직선이 되어 있다는 것을 느끼는지 – 팔이 앞에 있을 때 혹은 뒤로 회전할 때(머리 너머)인지요?

**위에 있는 무릎을 들어 올리지는 마세요.**
(그러나 아래 무릎 위에서 미끄러지게 할 수는 있습니다).

◀ 무릎을 들어 올리면 뒤틀림이 적을 것입니다. 그렇게 해 보고 자신이 느껴봅니다.

호흡에 주의를 기울여 늑골 위아래에서 무엇이 일어나고 있나 알아봅니다.

**~ 등 대고 누워 쉬세요.**

◀ 일어난 변화를 주목합니다. 견갑골과 척추사이의 거리는 어떤가요? 이 거리가 변했습니까, 얼굴에는 어떤 영향이라도 주었나요? 눈에는? 입은? 혀는?

이 단계에서 머리 밑에 쿠션을 받치지 않고도 동작을 하는 것이 아마도 더 가능해졌거나 심지어 즐겁지 않나요?

숨을 쉴 때 배 부분이 움직입니까?

4. 왼쪽으로 누우세요(같은 쪽). 한 무릎을 다른 무릎 위에 굽혀둡니다. 양손은 앞에 둡니다. 오른 주먹을 살짝 부드럽게 쥐셔요.

a. 다리를 뒤로 움직이며 팔이 오른 귀와 같은 선상에 놓일 때까지 오른손을 머리 쪽으로 가져간 다음 다시 돌아옵니다.

이를 몇 번 반복합니다.

◂ 오른 팔꿈치는 약간 굽혀질 수 있습니다. 주먹은 바닥 위에서 부드럽게 미끄러질 것입니다. 그밖에 무엇이 이 동작에 가담하고 있나요?

b. **굽혀진 무릎을 중앙으로** 되돌려 놓습니다. **오른팔을 귀 위에** 둔 채 오른팔을 자신의 앞으로, 오른 다리는 뒤로 동시에 대각선 방향으로 움직입니다(**다리는 굽혀진 상태에서**).

◂ 머리와 견갑대가 팔과 함께 움직이게 합니다. 오른 어깨는 앞으로 올 것이고 골반은 뒤로 움직일 것입니다. 이렇게 견갑대와 골반의 균형 놀이가 일어날 것입니다.

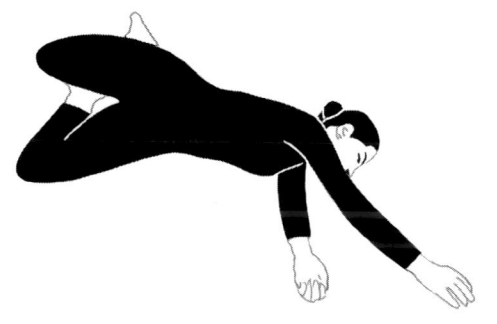

~ 등을 대고 누우세요.

◂ 다시, 견갑골이 바닥과 만드는 접촉감을 느끼고, 견갑골과 척추 간의 거리도 알아봅니다.

5. 왼쪽으로 다시 돌아 누우세요. 두 다리를 굽혀 한 무릎이 다른 무릎 위에 놓이도록 하세요. 양팔을 앞에 뻗어 둡니다.

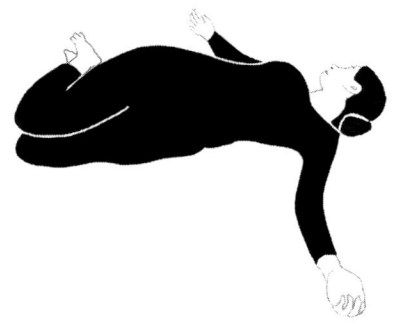

a. 이 자세에서 오른팔을 머리로 향해 움직이고(팔은 귀 너머로 지나갈 것입니다), 계속해서 아치 형태로 움직여 팔꿈치가 다소 바닥에서 쉴 수 있는 곳까지 뒤로 갔다가 다시 같은 길로 되돌아옵니다.

◂ 팔이 뒤의 대각선 방향으로 얼마나 멀리 도달할 수 있는가요?

| | |
|---|---|
| 이렇게 왔다 갔다 합니다. | ◀ 팔의 무게가 늑골, 겨드랑이, 흉골 및 경추를 어떻게 활성화 시키는지 알아보세요. |
| **b. 팔을 귀 너머로 두고 굽혀진 양 무릎을 약간 뒤로 가져갑니다.**<br><br>이 전에 했던 것처럼 오른팔을 뒤로 움직입니다. 그러나 이 번에는 오른 무릎을 가슴 쪽으로 동시에 움직이세요.<br><br>둘 다 중앙으로 가져옵니다. 팔을 귀 가까이 가져오고 오른 다리를 왼 다리 위에 다시 올려놓습니다.<br><br>이 동작을 몇 번 반복합니다. | ◀ 여기서도 역시 균형감의 작용이 있습니다. 어떤 부분들 간에 이 균형감이 작용하고 있다고 느끼는지요? |
| **4+5를 번갈아 하기:**<br>앞으로 뒤로의 움직임을 번갈아 하는 것이 가능합니다.<br><br>어깨가 나갈 때는 다리는 뒤로 가며 어깨가 뒤로 갈 때는 무릎은 앞으로 나갑니다. 다리와 팔 동작의 범위를 동일하게 유지합니다. | ◀ 어깨의 동작을, 왼 어깨와 관련한 오른 어깨의 동작을, 그리고 어깨와 골반의 움직임의 관계에도 주목합니다. |
| **~ 등을 대고 누우세요.** | ◀ 이 전에 가장 큰 차이를 느낄 수 있는 지점에 도달했었다고 생각한다면 지금은 어떤 것을 첨가할 수 있나요? 특별히 길이의 지각에 대한 건가요, 아니면 무게감인가요, 아니면 누워서 쉬는 방식인가요?<br><br>쉴 때마다 우리는 우리 안에서 일어나고 있는 여러 수준에서의 변화들을 알게 되고 우리 안에서 발달하는 포착키 어려운 새로운 감각을 인식하게 됩니다. |

6. 몸을 돌려 왼쪽으로 누우세요. 두 팔은 앞에 쭉 펴 둡니다. 두 다리를 구부리고 한 무릎을 다른 무릎 위에 놓습니다. 이 자세에서 양 무릎을 뒤로 움직입니다.

오른손으로 바닥과 수평을 유지하며 원을 그립니다. 손을 앞으로 무릎 아래로 그리고 골반을 따라 움직여 계속해서 뒤로 지나가 위로 원을 이어 가세요.

회전 운동의 방향을 바꾸어 합니다.

◀ 다음을 주목 하세요:
- 어깨가 앞으로 옵니다.
- 어깨가 골반과 관련하여 움직입니다.
- 상체가 하체와 관련하여 움직입니다.
- 머리는 손이 움직이는 것과 반대 방향으로 바닥에서 구릅니다.

~ 등을 대고 누우세요.

◀ 지금 무엇을 관찰하고 있나요?

변화에 대한 어떤 새로운 감각이 첨가되었나요 (이 전에 식별하지 못했던 느낌)?
- 바닥과의 접촉에서
- 신체 폭의 감각에서
- 길이 감각의 명확성에서
- 오른쪽에 있는 근육량을 왼쪽과 비교하여 지각하는 방식에 차이를 느낄 수 있는가요?

머리 밑에 아직 쿠션이 있다면 이제는 빼내어 보도록 합시다.

1. ↻ 반복:

왼쪽으로 누우세요. 두 무릎을 굽히고 한 무릎을 다른 무릎 위에 올려놓습니다.

a. 두 무릎을 가슴 쪽으로 가깝게 가져옵니다.

◀ 레슨을 시작할 때와 같은 방식으로 하고 있는가요?

b. 두 무릎을 뒤로 움직입니다.

◀ 무릎을 가슴 쪽으로 가깝게 가져오고 멀리 보낼 수 있는 정도와 능력을 주목해 봅니다. 더 커졌는가요? 그밖에 무엇이 변했다고 느껴집니까?

| | |
|---|---|
| 3에서 6까지. ↻ 다른 쪽에서 전 과정을 반복합니다. 몸을 돌려 오른쪽으로 누우세요.<br><br>왼손을 골반의 왼쪽으로 놓고 기억하는 대로 전 과정을 합니다(왼쪽으로 누웠을 때처럼).<br><br>각 단계를 적어도 두 번 합니다. | ◂ 움직이면서 더 많이 기억날 것입니다. 팔이 만드는 회전 동작이 다른 신체 부분들을 동작의 과정에 가담시켰는지 주목해 보십시오. |
| **7. 옆으로 몸을 돌려서 천천히 일어나세요.**<br><br><br><br><br><br><br><br><br><br><br><br><br><br><br><br><br>천천히 걷기 시작합니다. 방안을 걸어 다니세요. | ◂ 발이 어떻게 신체의 무게를 받아드리는지 알아 봅니다.<br><br>골반이, 천골이, 골반 앞과 뒤에 있는 큰 뼈가 어디에 있는지 상상할 수 있습니까? 골반과 등 뒤의 척추는 어느 지점에서 연결되고 있는가요?<br><br>골반에서 요추와 흉추를 거쳐 어깨와 머리에 이르기까지 몸통의 '기립성'을 느낄 수 있나요?<br><br>경추와 연결되는 두개골의 위치는 어떻습니까?<br><br>머리가 척추의 연장이라는 것을 느끼나요?<br><br>이마에서 치골까지 길이로 된 선을 상상할 수 있나요? 몸의 앞과 뒤로 나란히 그어진 긴 선들을 상상할 수 있는가요? 이들 간의 거리는 얼마나 될까요? 이 두 선 사이에서 어떻게 방향을 맞추어 서 있나요?<br><br>골격을 일으켜 세워두는데 근육이 덜 관여한다고 여길 수 있나요? 자신의 자세가 근육보다는 골격에 더 의지하고 있습니까?<br><br>◂ 고관절의 움직임을 느낄 수 있습니까? |

| | |
|---|---|
| 발을 내 딛는 자세에 머무르며, 몸무게를 오른발 앞으로 이동시킵니다.<br><br>뒷발의 발뒤꿈치는 약간 들어 올려 두세요. | ◀ 고관절과 관련하여 뒷발의 발뒤꿈치가 어디에 위치하고 있는지 알아봅니다.<br>　고관절과 관련하여 골반은 어디에 위치하고 있나요?<br>　한 걸음 디딜 때 골반은 무엇을 하는가요?<br>　뒤에 있는 다리와 사타구니의 각도는 얼마나 되나요? |
| 한 걸음 더 옮기며 무게를 앞으로 둡니다. | ◀ 한 걸음 걸을 때 몸 뒤에 대해 갖는 상은 어떤가요? |
| 이제 걷는 것을 계속합니다. 천천히 걷습니다. | ◀ 자신이 실제로 매번 걸음을 옮길 때마다 꼿꼿이 직립으로 설 수 있다는 것을 주목합니다. |

레슨 내내 아치만 강조했음에도 불구하고 앞으로 굽히는 것 또한 향상되었습니다. 굴근을 어떻게 '내려놓는지'를 배우게 함으로서 방해 없이 아치형을 촉진시키게 합니다. 이제 신근은 굴근의 저항 없이 특이한 방식으로 주동근의 역할을 자유롭게 수행할 수 있게 됩니다. 골격은 관절들 간에 무게의 협응적 분포를 가지고 기립 자세뿐 아니라 앞으로 굽히게도 합니다.

한 가지 기능을 향상시키는 것이 어떻게 다른 기능에 영향을 줄까요? 펠든크라이스 기법에서는 오직 한 가지 신체 부분만을 다루는 레슨은 없습니다. 각 각의 기능은 많은 요소들로 구성되어 있고, 어떤 한 요소는 여러 기능으로 사용될 수 있기 때문에 한 기능의 향상은 다른 기능에 가담하고 있는 또 다른 요소들의 향상을 가져옵니다. 따라서 하나의 레슨으로 여러 목표를 달성할 수 있습니다.

예를 들어, 한 쪽으로 누워 다리를 뒤로 움직이는 이 레슨에서 우리는 등을 아치로 움직이는 것을 하였고 이것은 또한 머리를 뒤로 움직이게 하였습니다. '균형'의 생명 공학적 법칙에 따르면 머리는 뒤로 움직이는 다리에 균형이 맞추어지도록 강요합니다.

다리를 뒤로 움직이는 것은 전정기관을 자극합니다(이는 아동의 인생에서 1년 안에 발달). 이 원시적인 체계를 이런 식으로 자극하는 것은 우리가 습득한 습관이 자연적 표현을 방해하기 이전에 알고 있었던 방식으로 반응할 수 있게 해 줍니다. 그래서 아치를 만들면서(확장), 머리가 뒤로 움직임에 따라 우리는 실제로 의도하지 않고도 평형감의 요소를 통합한 것입니다.

하나 혹은 다른 방식으로 이 근본적인 '평형감'의 요소를 다루지 않는 ATM레슨은 없습니다.

## 레슨 6

# 바로 누워서 기립 자세 향상시키기(세 개의 레슨 시리즈 중 두 번째)

| 지 시 | |
|---|---|
| 동작을 위한 **초기 자세와 제약** | 주의를 기울이고 감각하기 위하여 |
| ~ 등을 대고 누워 다리는 길게 펴고 팔은 양 옆에 둡니다. | ◂ 몸이 바닥과 만나서 만드는 접촉감에 주목하고 몸의 길이와 폭에도 주목합니다.<br><br>숨 쉴 때 몸 어디에서 움직임이 일어난다고 느끼고 있습니까? |
| **1. 오른쪽으로 돌아 누우세요. 두 무릎을 굽히고 팔을 편안한 지점에 둡니다.**<br><br>굽혀진 다리를 뒤로 천천히 움직이고는 다시 시작한 지점으로 돌아옵니다.<br><br><br>이 움직임을 여러 번 반복하되 최고 지점까지 가려고 하지 말고 잠시 편안하게 머물러 있을 수 있는 지점까지 갑니다.<br><br>**다리를 뒤에 둔 자세로 머무르세요.** | ◂ 팔과 손을 어디에 두는 것이 가장 편안한가요?<br><br>◂ 여기 이미 관찰할 것들이 있지요: 이 움직임이 몸의 나머지 부분으로 얼마나 멀리 울림이 이어지나요? 상체에서는 무슨 일이 일어나고 있는가요?<br><br>◂ 다리를 뒤로 움직일 때 오른 어깨를 누르려는 경향이 있습니다. 이렇게 하는 것을 막을 수 있을까요?<br><br>◂ 불편한 지점까지 가면 너무 많이 간 것입니다. |
| 편안함의 한계를 초과한다는 것은 신경계가 자기방어를 작동시키는 지점까지 가는 것을 의미합니다. 즉, 자기방어에 '사로잡혀 있어서' 관찰하고 학습하는 것이 자유롭지 못합니다. | |
| **2. 등 대고 누우세요.**<br><br>두 무릎을 굽히고 발을 바닥에 세워 약간 벌려 놓습니다. | |

| | |
|---|---|
| a. 골반을 들어 올리고 내립니다. 이것을 천천히 몇 번 반복합니다.<br><br>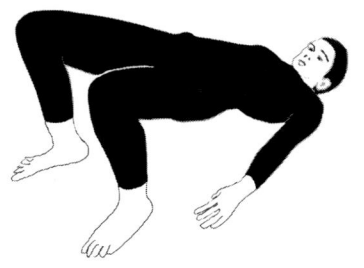 | ◂ 바로 전에 옆으로 누워서 했던 것처럼 등을 아치로 만들고 있다는 것을 주목합니다. 단지 지금은 중력과 관련하여 방향만 바꾸었을 뿐입니다.<br><br>두 자세에서 -옆으로 누워서 그리고 등을 대고 누워서- 사타구니는 같은 방향으로 열리고 있습니다. 또한 골반과 흉추의 관계는 일정합니다.<br><br>등의 어떤 부분이 골반과 함께 들려지는가요?<br><br>무리하지 않고 골반을 얼마나 높이 들어 올릴 수 있는가요?<br><br>(이 레슨을 하는 동안 계속 여러 방식으로 움직이면서 어떤 향상이 있는지 비교하고 관찰하기 위하여 골반을 들어 올리는 높이와 여기에 들인 노력을 알아둡니다.) |

발을 바닥에 두고 골반을 들어 올리는 것은 몸의 중심부(근위부)가 발(원위부)과 관련하여 움직이는 것을 학습하게 합니다. 이는 고관절과 사타구니가 기립 자세에서 더 잘 조직화할 수 있도록 하는 조건을 만들어 냅니다. 다리와 골반에 의해 생긴 사타구니의 각도를 벌리는 것은 효율적인 기립 자세를 향한 움직임의 과정에서 중요한 요소입니다.

| | |
|---|---|
| b. 천천히 골반을 조금 들어 올리고 단번에 내려뜨리세요. 요추 또한 바닥으로 떨어지게 합니다.<br><br>c. 호흡을 방해하지 말고 골반을 더 적게 더 빠르고 계속적인 동작으로 떨어뜨립니다.<br><br>골반을 빨리 들어 올리고 내려뜨립니다.<br><br>탭-탭-탭... | ◂ 이번에는 골반을 떨어뜨리는 것이 아니라 들어 올리는 것을 강조하는 것입니다. 따라서 아주 높게 들어 올릴 필요가 없고, 조금 만으로도 충분합니다.<br><br>◂ 이렇게 빠른 동작은 근육을 '조이는 것을' 멈출 때에만 할 수 있습니다. |
| **~ 다리를 내리고 바닥에 누워 쉬세요.** | ◂ 혹시 지금 골격의 뼈들에 대해 다른 느낌 즉 명확한 감각을 갖고 있는가요? |

**3. 두 무릎을 굽히고 발을 바닥에 세웁니다.**

   오른 무릎을 왼 무릎 위에 교차해서(꼬아서) 놓습니다.

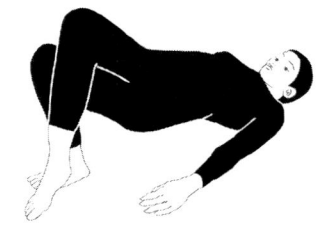

a. 왼발로 바닥을 밀어 골반을 들어 올립니다. 더 안전하게 기대는 자세를 갖기 위해 발의 위치를 바꾸어 봅니다.

◂ 무게가 분포되는 방식에 변화가 있는지 알아봅니다.

b. 발을 누르고 골반을 들어 올리고 내린다고 상상합니다. 처음에는 실제로 실행하지 않고 단지 상상으로만 합니다. 그리고 실제로 천천히 골반을 들어 올리고 그다음 내려 뜨립니다.

◂ 골반을 얼마나 높이 들어 올릴 수 있나요 (마음 속에서)?
호흡을 멈추나요?
들어 올리는 동작이 다리나 등과 함께 행해지나요?

c. 골반을 조금 들어 올리고 그다음 내려뜨립니다.
이를 몇 번 반복합니다.

◂ 골반을 떨어뜨리기 위하여, 그리고 골반 뼈의 무게를 실제로 느끼기 위하여 어떻게 근육긴장을 감소시킬 것인지를 배워야 합니다.

**~ 다리를 펴고 등을 대고 누우세요.**

◂ 다리 위치에서의 차이와 허벅지가 바닥과 이루는 접촉감에 주목해 봅니다.

중력의 힘에 대하여 골반을 풀어주는 것은 고유수용감각을 자극합니다. 또한, 골반이 떨어질 때마다 관절과 골격에 울리는 압축의 힘은 골밀도의 증가를 자극하는 필요조건을 제공합니다.

**3. ↻ 다른 쪽:**

   두 무릎을 굽히고 발을 바닥에 세웁니다.
   왼 무릎을 오른 무릎 위에 교차시켜 놓습니다.
   골반을 들어 올리는 것을 준비하게 위하여
   오른발을 세울 적절한 장소를 찾습니다.

a. 발로 바닥을 눌러 골반을 들어 올리고 나서 내려뜨리는 것을 몇 번 합니다.

◂ 발을 어떻게 밀고 있나요? 발 전체를 누르고 있나요? 등이나 혹은 발에 과도한 무게를 느끼는가요?
요추가 바닥으로 함께 떨어지는 것을 주목합니다.

b. 이것을 조그맣고 빠른 동작으로 매번 골반을 바닥으로 떨어뜨립니다.

바닥에 발을 디딜 적절한 곳을 찾는 것은 자신을 조직화하는 행위의 중요한 부분입니다. 실험적 조건 하에서 찾아보고 자신에 대해 가까이 귀를 기울이는 것을 통해 어떻게 전반적인 방향성을 향상시킬 수 있는지 학습하는 것입니다.

| | |
|---|---|
| ~ 다리를 펴고 누워서 쉽니다. | ◀ 골반을 어떻게 느끼고 있는지 골반이 바닥과 어떻게 접촉하고 있는지 주목합니다. 허벅지가 바닥과 더 많이 접촉하고 있다고 느끼나요? |
| 2. ↻ 반복합니다.<br><br>**두 무릎을 굽히고 발을 바닥에 세우고 나서 두 발을 약간 벌려 놓습니다.**<br><br>그리고 다시 골반을 들어 올립니다. | ◀ 이제 골반을 얼마나 높이 들어 올릴 수 있습니까? 등의 다른 부분들이 가담하고 있는 것을 느낄 수 있나요? |

어떤 한 동작을 어떻게 여러 가지 방식으로 할 수 있는지 배우는 것은 선택의 범위를 확장시킵니다. 변형 4와 5(아래)는 골반을 들어 올리고 있는 동안에 등을 아치로 만드는 행위를 탐색하기 위해 포함되었습니다.

| | |
|---|---|
| 4. 바로 누워있는 자세에서 두 무릎을 굽히고 발을 바닥에 세우는데 이번에는 발과 무릎을 함께 붙입니다.<br><br>골반을 들어 올립니다.<br><br>**발을 서로 벌려놓고 발뒤꿈치로만 누르면서** (발가락은 약간 들어 올리고)<br><br>골반을 들어 올립니다. | ◀ 어떤 위치가 골반을 들어올리기 쉬운가요? 발이 서로 붙어 있을 때인지 혹은 서로 떨어져 있을 때인지요?<br><br>◀ 발뒤꿈치에서부터 다리 뼈까지 그리고 고관절에 이르기까지 어떤 압박이 일어나는지 느낄 수 있나요? |
| 다시 골반을 들어 올리세요.<br>이번에는 골반을 떨어뜨리기 충분할 만큼만 들어 올리고 떨어뜨립니다.<br><br>이것을 빠르고 작은 연속적 동작으로 합니다. | ◀ 골반을 들어 올리는 것보다는 떨어뜨리는 것을 강조해 봅니다.<br><br>◀ 빠른 속도로 움직일 때의 질을 주목해 봅니다. |
| ~ 다리를 펴고 누워서 쉬세요. | |

| | |
|---|---|
| **5. 두 무릎을 굽히고 발을 바닥에 세우세요.**<br><br>　오른 발바닥의 파인 부분을 왼 무릎 근처 허벅지 위에 세워 놓습니다.<br><br>오른발로 허벅지를 누르면서 오른 무릎은 천장 쪽으로 들어 올리는 것을 상상합니다. 마음 속에 이 생각을 품고 골반을 들어 올립니다.<br><br>이것을 몇 번 반복합니다. | ◀ 이렇게 움직임을 상상하는 것이 골반을 실제로 들어 올리는데 영향을 주는가요?<br><br>◀ 더 쉽고 더 완전한 호흡이 가능하도록 복부 근육을 '해방'시킵니다. |
| **~ 다리를 펴고 누워서 쉬세요.** | ◀ 몸 앞 전체를 느낄 수 있습니까–늑골, 복부, 사타구니, 무릎, 그리고 발목을? |
| **5. ↻ 다른 쪽:**<br><br>**두 무릎을 굽히고 발을 바닥에 세웁니다. 왼발을 오른 허벅지 위에 세워 놓으세요.**<br><br>오른발로 바닥을 밀고 왼발로는 오른 허벅지를 밀면서 골반을 들어 올리는 동안 왼 무릎을 천장을 향해 들어 올린다고 상상합니다.<br><br>이것을 작고 빠른 동작으로 합니다. | ◀ 바닥을 누르는 동안 어떤 발이 무게를 더 지고 있습니까, 왼발인가(이전 단계) 혹은 오른발(지금)인가요?<br><br>어떤 사람들은 걸을 때 다른 쪽보다 어떤 한 발에 더 무게를 싣는 경향이 있습니다. 이것을 구분하는 것은 중요합니다.<br><br>◀ 전체 발로 누르는지 혹은 일부분만 가지고 누르는지도 주목합니다. |

한쪽 발로 누르는 것은 신체의 다른 쪽에 비해 한쪽의 조직화를 관찰할 수 있는 기회를 제공해 줍니다. 일상생활에서는 우리가 걸을 때 한쪽 발에 지나친 무게를 싣는 것은 척추를 통해 경추까지 울리는 연쇄반응을 일으킬 것입니다.

| | |
|---|---|
| 2. ↻ 반복:<br>**두 무릎을 굽혀 발을 바닥에 두고, 두 발을 서로 떨어뜨립니다.**<br><br>이제 다시 골반을 들어 올립니다. | ◀ 이제는 어떻게 하고 있는지 차이가 있으면 주목합니다.<br><br>어떤 부분들이 레슨 초기에는 동작에 가담하지 않았다가 지금 가담하고 있습니까?<br><br>목 끝까지 쭉 이어지는 경추를 느낄 수 있는가요?<br><br>골반을 들어 올릴 때 움직임의 범위와 용이함이라는 측면에서 볼 때 어떤 종류의 향상이 일어났습니까? |
| ~ 다리를 펴고 누워서 쉬세요. | |
| 6. 두 무릎을 굽히고 발을 바닥에 세웁니다.<br>**오른 고관절을 들어 올리고 오른 어깨 옆으로 오른 손바닥을 아래로 향하여 손을 놓은 다음 고관절을 내려뜨리세요.**<br><br>a. 왼손을 오른 팔꿈치 위에 올려놓습니다.<br>그리고는<br>왼손의 도움을 받아 오른 팔꿈치를 오른쪽으로 그리고 왼쪽으로, 얼굴 쪽으로 그리고 얼굴에서 멀리 움직입니다.<br><br>b. 왼손의 도움을 받아 오른 팔꿈치를 무릎에서 멀리 가게 머리 위로 치켜 올립니다.<br><br>이와 동시에- 오른발로 바닥을 누르면서 무릎을 팔꿈치로부터 멀리 움직입니다.<br><br>c. 왼손의 도움을 받아 손바닥을 바닥에서 떼지 말고 오른 팔꿈치를 아래로 움직입니다. | ◀ 오른 고관절을 들어 올림으로서 바닥 위에서 오른발과 오른손 사이에 다리가 만들어지는 것을 도와줍니다.<br><br><br>◀ 움직임의 크기를 주목하여 왼쪽과 오른쪽으로 크기가 같도록 합니다.<br><br><br>◀ 무릎을 머리에서부터 멀리 움직일 때 고관절과 골반이 바닥에서 올라간 것처럼 팔꿈치를 언제 머리 너머로 움직여 가져가는지, 어깨와 견갑골이 언제 바닥에서 올라가는지 주목합니다.<br><br>◀ 손가락이 발을 향할 때 팔목이 동작을 방해하기 때문에 팔꿈치가 아래로 움직이는 정도는 작습니다. |

| | |
|---|---|
| d. 팔꿈치의 움직임을 네 방향 모두 조합 합니다; 위로, 오른쪽으로, 아래로, 왼쪽으로 완전한 원을 그립니다. 이 원을 시계 반대 방향으로 그리고, 다시 방향을 바꿔 다시 시계 방향으로 그립니다. | ◀ 원을 그릴 때 팔꿈치를 누르지 않기 위해 견갑골과 늑골을 포함시켜 해 보세요. |
| **다리를 펴고 누워서 쉬세요.** | ◀ 견갑골이 바닥과 어떻게 접촉하고 있는지 주목합니다. 팔은 얼마나 긴가요? 이 동작이 목과 얼굴에 어떻게 영향을 주는가요? |
| 6. ↻ 다른 쪽: a, b, c, d. | |

'다리'를 만드는 듯이 손을 바닥에 지탱하고 팔꿈치로 원을 그리는 것은 상체 전체에 가동성을 일으킵니다. 손이 어깨를 움직이게 하는 보통의 조직화와는 대조적으로 어깨가 손과 관련하여 움직입니다 ('근위 대 원위'⁽²⁾).

| | |
|---|---|
| **7. 두 무릎을 굽히고 등을 대고 누우세요. 마치 '다리'를 형성하듯이(브릿지 자세) 양손을 어깨 옆 바닥 위에 둡니다.** | |
| a. 양 팔꿈치를 머리 방향으로 올려 움직이고는 되돌아옵니다. | |
| b. 손바닥을 밀어 무릎 사이의 바로 앞을 바라보도록 머리를 들어 올립니다. | ◀ 팔꿈치는 옆이 아니라 천장을 향하도록 합니다. |
| c. 손바닥을 밀고 팔꿈치를 위로 움직이며(머리 너머의 장소로), 견갑골을 들어 올리고, 손과 머리 그리고 골반으로 작은 '다리'를 만들 수 있을 때까지 머리 뒤가 바닥에서 미끄러지게 합니다. | ◀ 다시, 팔꿈치가 서로 떨어져서 움직이지 않도록 합니다. |
| ~ 다리를 펴고 누워서 쉬세요. | |

⁽²⁾ 근위 대 원위(proximal versus distal) : 몸에서 가까운/ 몸에서 먼

1. ↻ 반복:

> 오른쪽으로 누우세요. 두 무릎을 굽히고 한 무릎을 다른 무릎 위에 올려놓습니다.

천천히 무릎을 뒤로 움직이세요.

◂ 레슨 처음에는 무릎을 뒤로 움직일 때 어떻게 했는지 기억해 보세요. 느낌에서 차이가 있나요? 노력에서, 그리고 움직임의 범위는 어떤가요?

발에서 전체 골격으로 가는 순차적 움직임을 느낄 수 있습니까?

무릎이 뒤로 가는 동안 머리가 가담하기 시작하였습니까? 어떻게 이렇게 된거죠? 처음에 머리가 가담했는지 그렇다면 어떻게 가담했는지 기억하세요?

골반을 들어 올리는 반복된 활동은 '기준 동작'으로서 학생들이 레슨의 여러 부분에서 발생한 어떤 변화도 비교하고, 구분할 수 있게 해줍니다.

학생들이 이 동작을 서로 다른 방식으로 반복하고 레슨 초기에 어떠했는지 비교하는 것은 다음과 같은 것을 배울 수 있도록 해 줍니다:

- 레슨 동안에 일어난 변화를 관찰할 수 있도록
- 동작의 새로운 질을 구분할 수 있도록
- 그들이 경험한 향상이 중력에 대한 서로 다른 자세와 오리엔테이션 안에서 행한 여러 동작의 결과이지 흔히 기대되는 것처럼 반복해서 혹사시킨 결과가 아니라는 것을 인식할 수 있도록

여기서 행한 모든 동작은(골반을 들어 올리는 것) 경추와 흉골을 이 활동에 좀 더 완전히 가담하도록 자극하였습니다.

발과 손을 바닥에서 고정된 위치에서 유지하는 것은 흔히 사용되지 않는 모든 관련 관절들의 가동성을 일으킵니다.

## 레슨 7

# 엎드려 누워서 기립 조직화를 향상시키기(세 개의 레슨 시리즈 중 세 번째)

| 지시 | |
|---|---|
| 동작을 위한 **초기 자세와 제약** | 주의를 기울이고 감각하기 위하여 |
| **~ 등 대고 누우세요.** | ◀ 사지가 바닥과 만드는 접촉의 질에 주목합니다. 팔과 다리가 바닥에 주는 무게, 팔꿈치의 위치와 손의 위치, 팔이 어깨와 어떻게 연결되고 있는지, 팔과 몸통과의 거리, 그리고 호흡에 의해 일어나는 몸의 움직임에 주목합니다. |
| **1. 오른쪽으로 몸을 돌려 누우세요. 두 무릎을 굽혀 서로 겹쳐 놓습니다.**<br><br>두 무릎을 뒤로 움직입니다. 조그맣게 움직입니다. 자신의 한계를 초과할 필요가 없습니다. | ◀ 이전 레슨에서 했던 방식과 비교하여 지금은 이 동작을 어떻게 하는지 주목합니다. 등, 골반, 어깨의 어떤 부분이 움직임에 가담하고 있나요? 어떤 차이가 있나요? 머리는 어떻게 하고 있습니까? |
| ↻ **왼쪽으로 돌아 누우세요.** 그리고 양 무릎을 뒤로 함께 움직입니다. | ◀ 움직임이 더 쉬워졌나요? 이쪽은 어떻게 다른가요? 발이 긴장되고 있는지 아니면 이완되어 있는지요? |
| **2. 엎드려 누워서 팔을 몸에서 대각선 방향으로 위로 펼쳐 놓고 다리는 벌리고 쉽니다. 머리는 한 쪽으로 둡니다.**<br><br>오른손을 바닥 위에서 뻗으면서 끝 지점에 도달했을 때 팔을 살짝 들어 올리세요. 손가락이 공중에 '매달리도록' 손목을 듭니다. | ◀ 팔을 머리 양옆으로 바닥에 넓게 펼쳐 벌립니다. 다리도 같은 거리만큼 벌립니다.<br><br>◀ 팔이 새의 날개처럼 위로 아래로 펄떡이고 있다고 상상합니다. 팔은 "스타카토"가 아니라 천천히 부드럽게 마치 흐드러지게 "이어지는 듯한" 동작으로 움직입니다. |

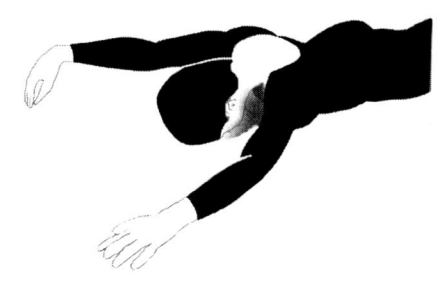

**머리의 위치를 다른 쪽으로 바꾸어 줍니다.**
그리고 같은 팔을 바닥에서 들어 올리는 것이 아니라 전과 같은 방식으로 계속 길게 늘입니다.

움직임과 함께 호흡하면서 언제 들이 마시는 것이 더 편안하고 언제 내 쉬는 것이 편안한지 관찰합니다.

이 움직임은 어디에서 시작하나요? 어깨로부터 시작하나요? 등이 가담하고 있나요?

느리고 긴 움직임에 주목한다면 팔을 뻗는 동작에 등의 많은 부분들이 점점 더 가담하게 된다는 것을 느낄 수 있을 것입니다.

◂ 머리의 방향과 팔을 편안하게 늘일 수 있는 것 간에 관련성이 있나요? 어떤 연관성인가요?

**2. ↻ 다른 팔로 합니다.**

◂ 어느 팔을 들어올리기가 더 쉬운가요?
손이 '매달려' 있나요? 이 동작을 호흡과 협응이 되게 할 수 있나요? 이 동작을 등에서 느낄 수 있습니까?

하는 것에 강조점을 두는 일반적인 운동 수업에 비한다면, 여기서는 관찰하는 것에 강조를 둡니다. 이들은 두 개의 다른 목표입니다. 목적이 관찰과 탐색일 때는 동작은 느려야만 합니다. 예를 들면 팔을 천천히 들 때 척추에서, 등의 근육에서, 호흡 등에서 발생되는 움직임을 어떻게 알아챌 수 있는지 학습할 시간을 갖게 됩니다. 머리의 위치를 바꾸는 것은 어느 자세가 팔을 들어 올리는 것을 더 쉽게 하는지를 구별할 수 있게 해 줍니다. 또한 동작을 하는 동안 편안함과 효율성 간의 관련성에 대해서 배우게 됩니다.

**~ 등 대고 누워서 쉽니다.**

◂ 이제 어떻게 느끼나요? 경추에서, 목에서, 혹은 어깨에서 변한 것이 있습니까?

등을 대고 누워서 쉬는 목적은 우리가 행한 동작의 결과로서 무엇이 실제로 변했는지, 그리고 신체 부분들 간의 관련성이나 각 신체부분과 바닥과의 관련성에서 변화가 있었는지를 관찰하고 통합하는데 있습니다. 휴식은 어디에서, 어떤 변화가 일어났는지에 주의를 기울일 수 있는 시간을 줍니다. 이런 종류의 관찰은 주의집중하고, 세부사항을 기억하게 합니다. 그리고 이는 자기 조직화를 가르치며 더 나아가서 우리의 근육감각을 발전시킵니다. 이러한 종류의 학습은 동작을 하고 휴식을 하는 과정 모두에서 발생합니다.

**3. 다시 엎드리세요. 팔과 다리를 이 전과 같은 방식으로 놓습니다.**

a. 천천히 오른 다리를 늘입니다.
그리고 이 움직임의 끝에 도달할 때 다리를 바닥에서 약간 들어 올립니다.

그리고는 다시 바닥으로 내려놓습니다.

이 동작을 몇 번 반복합니다.

◀ 바닥에 닿은 골반이 위치가 달라졌습니까? 다리를 들어 올릴 때 호흡이 방해받지 않도록 하세요.

◀ 다리를 내려뜨릴 때 모든 과도한 근육 긴장을 내려놓습니다.

어떤 사람들은 발이 바닥에서 쉬고 있는 동안에도 근육이 골격을 잡고 있으며, 근육 긴장이 남아있습니다. 이에 주목합니다.

발이 바닥으로 내려올 때 발뒤꿈치는 어디로 향하나요 – 안쪽으로 혹은 바깥쪽으로? 다리를 들어 올리고 내릴 때 발로부터 오는 모든 긴장을 제거합니다.

이를 발을 굽히고 하면서 다리를 뻗고 들어 올리는 동안 발뒤꿈치가 머리에서 멀어지게 합니다.

이제 이완된 발로 해봅니다.

◀ 발을 긴장시키고 다리를 들어 올린 결과로 등에서 무슨 일이 발생하며, 발에 긴장이 없을 때는 어떠한가요?

b. 오른 다리를 뻗는 동작에 왼팔을 뻗는 것을 (대각선 동작) 더해줍니다. 이를 팔과 다리가 뻗는 정도가 같게 그리고 동시에 합니다.

팔꿈치를 펴고 합니다.

그리고는 팔꿈치를 약간 굽히고 합니다.

◀ 아주 작게, 최소의 움직임으로 조합된 동작으로 시작하여 점차 증가시킵니다. 손은 자유롭게 '매달려' 있을 것이고 팔꿈치는 약간 굽혀집니다.

◀ 어떤 방식이 더 편안합니까? 팔꿈치를 펴고 하는 사람들은 아마도 견갑골에서 긴장을 경험할 것입니다.

◀ 팔꿈치를 약간 굽혀주면 견갑골이 늑골 쪽으로 미끄러지게 해줍니다. 해 보면서 이를 관찰합니다.

**3. ↻ (다른 대각선):**

a. 점차 왼 다리를 늘리면서 끝에 가서 약간 들어 올립니다. 약 반 인치 정도, 그리고는 다시 바닥으로 내려놓습니다.

◀ 발을 들어 올리고 내리는 동안 과도한 긴장을 어떻게 제거할 수 있는지, 그리고 다리가 바닥에서 쉬고 있을 때 전체 다리를 어떻게 느슨해지게 하는지도 배울 필요가 있습니다.

| | |
|---|---|
| b. 다리를 늘이는 동작에 오른팔을 가담시키면서 반대 손과 다리가 함께 들어 올려지게 합니다. 전체 대각선을 늘이는 것부터 시작하여 이를 계속해서 들어 올리기만 합니다.<br><br>그러고는 바닥으로 내려놓습니다.<br><br>이를 여러 번 반복합니다. | ◂ 어려우면 누구든 움직임을 상상으로만 하면 됩니다.<br><br>새롭게 관찰할 것이 있는지 알아봅니다. 어느 것을 더 높게 들어 올릴 수 있는지, 팔인가요 혹은 다리인가요?<br><br>어깨에 힘을 주고 있는지요?<br><br>때때로 호흡을 멈추나요? |
| ~ 등 대고 돌아 누워 휴식을 취합니다. | ◂ 바닥이 자신에 대해 주는 정보의 종류에 주목합니다. 바닥과 닿은 등의 접촉감이 넓어지고 확장되었는가요?<br><br>숨을 쉴 때 배 아랫부분에서 움직임을 봅니다. 횡격막이 어떻게 올라가고 내려갑니까?<br><br>상체 전부가 레슨의 초기에 느꼈던 방식과 비교하여 어떻게 느껴집니까?<br><br>과도한 '조임'을 어떻게 '내려놓을 수 있는지'를 배웠습니까? |
| 습관적 조임 양상을 '내려놓는 것'은 아주 중요합니다. 쉬고 있는 동안에도 근육이 계속 가동되고 있으면 다음의 활동은 조여져 있는 채로 시작할 것입니다. 모든 새로운 동작은 방해를 최소화시키고 효율성을 극대화시키기 위하여 중립적인 상태에서 시작하여야만 합니다. | |
| **4. 엎드려 누우세요. 팔을 대각선 방향으로 위로 놓고, 다리를 넓게 벌리고 이마를 바닥에 둡니다.**<br><br>a. 양팔을 바닥을 따라 쭉 뻗으면서 끝 지점에서 약간 들어 올리세요.<br><br>b. 뻗는 움직임을 하면서, 팔을 들어 올리는 것에 더해서 머리를 들어 올립니다. | ◂ 두 개의 긴 대각선을 주목합니다.: 오른손과 왼발로 잇는 선과 왼손과 오른발로 잇는 선. 이들 대각선이 견갑골을 지나간다고 느낄 수 있습니까?<br><br>◂ 상상 속에서만 들어 올리는 것을 시작하여 점차적으로 팔뚝을 들어 올려 손가락이 바닥을 향해 매달려 있게 합니다. 이 동작을 1/4정도만 합니다.<br><br>◂ 들어 올리는 것보다는 길게 늘인다고 생각합니다. |

| | 머리는 척추의 연장이기 때문에 척추와 팔을 뻗고 들어 올리는 것에 가담합니다. |
|---|---|
| **c. 손과 이마를 바닥에 그대로 둡니다.** <br><br> 천천히 늘이는 움직임으로 양 다리를 들어 올립니다. <br><br> 다리는 공중에 두고 발을 굽혔다 폈다 하고 그리고 나서 발의 중립적인 위치를 찾습니다. <br><br> 이렇게 부드러운 동작으로 다리를 늘이면서 들어 올리는 것을 마치 새가 날 때 날개 짓 하는 것처럼 반복합니다. | ◂ 다리가 고관절에서 끝나는 것이 아니고 마치 등과 연결이 되는 것처럼 상상을 하며 다리를 들어 올립니다. <br><br> ◂ 손과 마찬가지로 발도 매달려 있게 합니다. |
| **~ 엎드려 쉬세요.** | |
| **4. (계속).** <br><br> **같은 자세를 유지합니다.** <br><br> d. 상상 속에서만 해 봅니다: <br> 모든 것을 함께 들어 올립니다: <br> 팔, 머리, 다리를. <br><br> e. 이제 실제로 해 봅니다: <br> 모두 함께 들어 올립니다. | ◂ 뻗고 늘이는 느낌을 유지합니다. 생각이 근육을 어떻게 활성화 시킬 수 있는지 주목합니다. <br><br> ◂ 들어 올리는 것보다 늘이는 것에 대해 더 생각하도록 합니다. |
| **~ 누워서 쉽니다.** | |
| **5. 이제 다시 팔과 다리를 대각선 위치로 두고 엎드리세요.** <br><br> a. 이번에는 왼팔과 왼 다리를 늘입니다. 이것을 전체 왼쪽이 약간 들어 올려질 때까지 천천히 합니다. 머리와 몸의 무게는 오른쪽으로 이동할 것입니다. | |

|  | 들려진 무릎은 동작의 끝에 가서는 약간 굽혀질 수 있습니다. |
|---|---|
|  | 발은 공중에 자유롭게 매달려 집니다. |
|  | 머리는 뒤로 움직입니다. |
|  | 팔이 넓게 벌려져 있다면 보다 더 균형 잡힌 위치에 있게 될 것입니다. |
| ~ 엎드려서 쉽니다. | |
| 5. (계속)<br><br>b. 오른쪽을 늘입니다.<br>오른팔과 다리 그리고 머리는 등을 활처럼 휠 때 모두 뒤로 움직일 것입니다. 배는 등의 아치에 반응하여 앞으로 움직일 것입니다.<br><br>c. 오른쪽으로 몸을 굴리고 나서 왼쪽으로 굴립니다. 이것을 몇 번 번갈아 합니다. 이것을 무릎을 뒤로 굽히고, 팔꿈치를 약간 굽히고(마치 아기들이 하는 것처럼) 합니다. | ◂ 배를 부풀리는 것은 등의 아치를 돕습니다.<br><br>◂ 부풀려진 배 쪽으로 구르면서 계속 다른 쪽으로 구르세요.<br>◂ 사타구니에 주목해 봅니다.<br>굽혀진 무릎이 뒤로 움직일 때 사타구니의 각도는 벌려집니다.<br>머리는 들어 올린 채 전체 몸을 따라 이쪽에서 저쪽으로 움직입니다. |
| 1. ↻ 비교를 위해 반복 합니다:<br><br>한 팔을 뻗습니다.<br><br>다른 팔을 뻗습니다. | ◂ 시작할 때와 비교하여 지금 더 많은 부분이 팔을 들어 올리는 것에 가담하고 있습니까?<br><br>◂ 레슨 초기에 자신이 할 수 있었던 것과 비교해 볼 때 이제 팔을 얼마나 많이 늘일 수 있습니까?<br><br>손이 자유롭게 매달리고 있습니까?<br>팔을 들어 올리는 것이 쉬운가요? |
| 6. **몸을 돌려 오른쪽으로 누우세요.** | ◂ 배 위로 구를 수 있을 정도의 충분한 공간을 가질 수 있도록 매트에 자리를 잡습니다. |

a. 굽혀진 무릎을 뒤로 움직입니다(이것은 기립자세의 조직화를 위한 시리즈 중에서 처음 레슨인 레슨 5의 반복입니다).

◂ 처음과 비교하여 지금은 무릎이 얼마나 멀리 뒤로 움직이는가요?

 사타구니의 각도가 어느 정도 열려있는가요?

 다리가 얼마나 멀리 뒤로 쉽게 갈 수 있는가요?
 등이 지금은 어떻게 움직이고 있는가요?

b. 굽혀진 두 다리를 뒤로 두고 양손을 머리 위로 두고 머리를 양팔 사이에 둡니다.

◂ 팔은 귀와 같은 선상에 있습니다.

팔과 머리가 함께 뒤로 갔다가 되돌아오는 식으로 움직입니다.

이제 다리 동작을 추가하고 전체 몸을, 머리를, 팔을, 다리를 함께 몸을 휘면서 뒤로, 그다음 굽히면서 앞으로 움직입니다.

이를 앞뒤로 여러 번 합니다.

◂ 굽히는 동안은 팔꿈치, 무릎, 손은 서로를 향해 움직입니다. 늘이는 동안에는 아치을 형성하기 위하여 서로 멀리 움직입니다.

c. 팔과 다리를 뒤로 하여 아치 자세를 유지합니다. 그리고 머리만 앞으로 뒤로 몇 번 움직입니다.

◂ 한 자세를 유지하고 있는 팔과 관련하여 머리가 움직일 때 흉추와 흉골에서는 무엇을 느끼는가요?

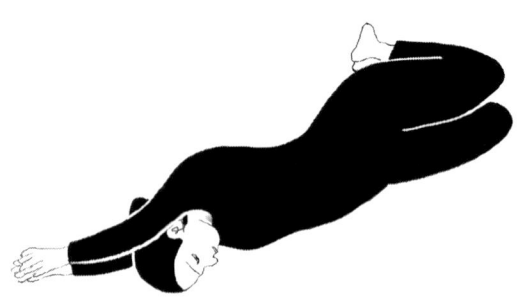

b. ↻ 반복:
팔과 다리의 동작과 함께 머리를 다시 움직여 주세요.

◂ 머리와 팔의 동작에 의해서 이제 상체가 더 잘 조직화될 수 있는가요?

~ 등을 바닥에 대고 누워서 쉽니다.

| | |
|---|---|
| **6. ↻ 다른 쪽: 왼쪽으로 누우세요.**<br><br>이제 우리가 오른쪽에서 했던 전 과정을 해 봅니다. | ◀ 매트의 어느 쪽에 눕게 되나요?<br><br>◀ 지금은 추가적인 세부 사항을 관찰할 기회입니다.<br><br>머리가 팔 사이에 있을 때 몸이 어떻게 굽혀지고 어떻게 뒤로 휘게 되는가요?<br><br>고정된 팔 사이에서만 머리를 움직일 때 머리를 앞으로 뒤로 움직이는 것이 더 쉽고 더 편안한가요?<br><br>(팔과 비교하여) 머리를 앞으로 움직이는 범위는 어떠하며 뒤로 움직이는 범위는 어떠한가요?<br><br>마지막 단계에서 모든 것이 함께 움직일 때는, 완전한 동작에서 머리와 손 사이에 분화가 거의 없다는 것을 주목합니다. |
| **~ 등을 대고 누워 쉽니다.** | ◀ 팔의 길이를 주목하고 다리가 얼마나 넓게 벌려져 있는지, 그리고 사지가 중력에 어떻게 반응하는지 주목합니다. |
| **7. 몸을 돌려 오른쪽으로 누우세요. 팔, 다리, 그리고 머리를 뒤에 둡니다.**<br><br>왼팔을 공중에서 대각선 방향으로 머리 위의 지점으로 들어 올리세요. 같은 방식으로 굽혀진 왼 다리를 들어 올립니다.<br><br>양팔 사이와 양 무릎 사이에 어느 정도의 공간을 두고 몸을 돌려 엎드리고는 바로 다른 쪽으로 구릅니다.<br><br>이런 식으로 머리를 공중에 높게 들어 올려두고 한 쪽에서 다른 쪽으로 몸을 굴립니다. | 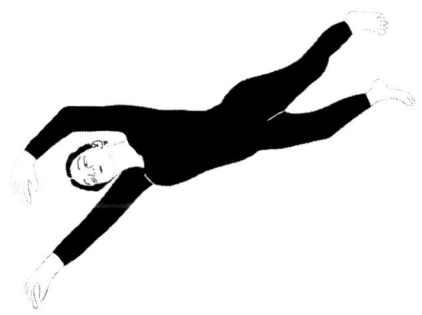<br><br>◀ 구르는 동안 내 내 두 팔과 다리는 넓게 벌려 놓습니다.<br><br>◀ 이제 구르는 행위가 얼마나 균형감의 조절을 요하는지 그리고 근육의 활성화와 '내려놓기'의 조합이 얼마나 요구되는지를 주목합니다. |

| | |
|---|---|
| 1. 반복:<br><br>**팔과 다리를 구부린 상태에서 오른쪽으로 돌아 누우세요.**<br><br>처음의 아치 동작을 반복하면서 무릎을 뒤로 움직입니다.<br><br>↻ 이것을 **(왼쪽으로 누워)** 반대쪽에서도 합니다. | ◂ 이 동작을 지금을 어떻게 하고 있는지 주목합니다. 등의 어느 부분이 가담하고 있는지요(이 전에는 가담하지 않았던)? 팔이 늑골에 속하고 바로 서는 기능과 관련된다는 것이 갑자기 명백해 질 수 있습니다. |
| ~ **등을 대고 누우세요. 두 발을 바닥에 세웁니다.**<br><br>그리고 골반을 들어 올립니다. | ◂ 발이 바닥에 어떻게 서 있는지 주목합니다.<br><br>◂ 이제는 골반을 얼마나 높이 들어 올릴 수 있나요 (이전의 레슨과 비교해 볼 때)? 얼마나 쉽게 들어 올리나요?<br><br>사타구니의 각도는 얼마나 벌어졌나요? |
| ~ **다리를 쭉 펴고 오래 쉬게 합니다.** | ◂ 내적인 감각에 주목합니다.<br>– 몸과 바닥과의 접촉의 질<br>– 몸의 길이와 호흡의 감각<br>– 호흡으로 인해 생긴 움직임 |
| 8. **두 무릎을 굽히고 발을 바닥에 세웁니다.**<br>**천천히 몸을 옆으로 돌린 다음 일어서세요.** | ◂ 지금 어떻게 서 있습니까?<br><br>기립 자세를 우리가 시작했는지, 자발적으로 그렇게 된 것인지요?<br><br>이렇게 하는데 근육을 작동시킬 필요가 있나요?<br><br>기립 자세가 되는 과정이 골격으로부터 나온다는 것을 느낄 수 있습니까?<br><br>내일도 이러한 것을 다시 경험할 수 있을 것 같나요? 우리 안에서 한번 경험한 것은 무엇이건 간에 이를 회상할 수 있는 잠재성은 가능합니다. |

| | |
|---|---|
| 천천히 걷기 시작합니다. | ◁ 어떻게 걷는지 관찰하고 느낍니다. |
| | 무릎은 어떻게 움직이고 있는가요? |
| | 등과 다리의 관계는 어떠한가요? |
| | 발뒤꿈치와 관련하여 발가락의 방향은 어떠한가요? |

이 레슨에서는, 등 근육과 관절들이 서로 다른 부분들을 여러 방향으로, 관련된 연결성을 가지고 최대화시키도록 기능하는 것을 학습합니다. 예를 들어 몸통 위와 아래 부분의 대각선의 연결성을 탐색하며 어떻게 이들이 다리와 연결되고 있는지, 이어서 어떻게 다리가 팔을 들어 올리는 기능에 포함될 수 있는지를 탐색합니다.

어떻게 신근이 굴근과 협응적인 방식으로 기능하는가를 학습할 때 기립 자세는 가능해집니다.

여러 모양과 조합을 통해 근육의 점진적인 활동으로 모든 관절을 조율하여 가담시키면 보다 효율적인 기립조직화를 이룰 수 있는 방법을 배울 수 있습니다.

기립 자세는 등을 활처럼 폄으로서가 아니라 몸통을 길게 늘임으로서 얻어집니다.

## 레슨 8

## 바로 누운 상태에서 머리를 옆으로 고정시키고 몸을 돌리기(회전하기)

| 지시 | |
|---|---|
| 동작을 위한 **초기 자세와 제약** | 주의를 기울이고 감각하기 위하여 |
| ~ **팔과 다리를 길게 펴고 누우세요.** <br><br><br><br><br><br><br><br><br><br><br><br>천천히 머리를 이쪽에서 저쪽으로 돌립니다. | ◂ 머리부터 발끝까지 자신에 대한 상을 상상합니다.<br><br>보통 사람들은 자신의 키를 서서 잽니다. 누워서 발뒤꿈치에서 머리까지 자신의 키를 잴 수 있나요?<br><br>레슨의 끝에 가서 키에 변화가 있는지 알아보기 위하여 이 키에 대한 감각을 기억해 둡니다.<br><br>등에 주의를 기울이세요. 허리 주변에 있는 척추의 길이를 감각할 수 있습니까? 혹시 그 부분에서 수축을 느끼는가요? 허리 부분을 따라 척추의 어느 부분이 바닥에서 올라가 있다고 느끼는가요?<br><br>7번째 경추에서 두개골 밑까지 이르는 목의 길이에 대한 감각을 관찰합니다.<br><br>무릎 밑의 공간으로 인해 자신이 실제로 작아진다는 느낌을 받는지요?<br><br>◂ 중심에서 어느 쪽으로 머리가 더 쉽게 돌려지나요? 얼마나 멀리 옆으로 돌려지나요? |
| 1. **오른발을 바닥에 세웁니다. 그리고는 머리를 왼쪽으로 돌립니다.**<br><br>한 손을 다른 손 위에 포개어 머리 오른 편에 놓습니다. 하나의 손 등은 머리 위에 그리고 다른 손등은 첫 번째 손바닥 위에 올려놓습니다.<br><br>**팔꿈치는 바닥과 가깝게 느슨하게 매달려 있게 합니다.** | |

| | |
|---|---|
| 오른 엉덩이를 바닥에서 들어 올리세요.<br>오른 엉덩이가 올라가면 왼 엉덩이는 내려가도록 골반을 돌립니다. | ◂ 척추 마디도 점차적으로 골반에서 견갑골 사이의 영역까지 돌아갑니다. |
| **(팔꿈치가 아래로 매달려 있는 것을 유지한 채, 그리고 오른 무릎이 천장을 향한 채)** | 엉덩이를 들어 올리는 노력을 줄일 수 있는지 봅니다. 동작을 하는 동안 언제 숨을 들이마시고 언제 내쉬기를 선택하는지 주목합니다. |
| 이 동작을 조금만 더 빨리합니다. | 오른쪽이 들어 올려진 결과로서 (쭉 뻗은)왼 다리가 약간 돌아가고 있나요? |
| 오른 고관절을 들어 올릴 때 의도적으로 왼 다리가 약간 돌아가게 합니다. | ◂ 고관절과 발목이 자유롭게 움직이면 곧게 편 다리의 회전이 가능해 집니다. |
| ~ 다리를 펴고 모두 그만하고 쉬세요. | |
| 2. 다시 머리를 이 전과 같은 방향인 왼쪽으로 돌리고, 손을 이 전과 마찬가지로 머리 위에 올려놓고, 팔꿈치는 아래로 매달리게 합니다. 왼발을 바닥에 세워둡니다. | |
| 그리고 왼 엉덩이를 들어 올리세요. | ◂ 골반이 이제 머리의 동작과 반대로 움직이는 것을 주목합니다. |
| **왼 엉덩이가 들어 올려진 채 그대로 머무르세요.** | ◂ 대퇴부와 골반 사이의 근육이 과도하게 '조여지는' 것을 풀어줄 수 있는지 살펴봅니다. |
| 그리고 고관절을 들어 올리고 내려뜨리는 동작을 반복합니다. | ◂ '조이는' 것을 내려놓고 불필요한 근육의 노력 없이 움직인다면 무엇을 배울 수 있을까요? |
| 속도를 증가시킵니다. | |

관절 주변의 근육에 아무런 불필요한 긴장이 없을 때에만 빠른 동작이 가능합니다. 속도가 빨라질 때는 서로 다른 리듬으로 활동하려는 가능성이 증가합니다. 빠른 리듬으로 움직이는 것은 민첩성의 가능성을 발전시키는데 이것은 가동성의 중요한 요소입니다.

**~다리를 펴고 쉽니다.**

머리를 이쪽에서 저쪽으로 약간 돌려봅니다.

◀ 이제 두 방향에서의 동작의 크기와 질의 차이를 느껴보세요.

3. **두 발 모두 바닥에 세우세요. 머리를 왼쪽으로 돌리세요.**
   손은 이전처럼 머리 위 편안한 지점에 올려 놓고, 팔꿈치는 느슨하게 매달려 있도록 하세요.
   왼발을 한 발자국 왼쪽으로 더 가지고 가서 오른 다리를 왼 다리 위에 걸쳐 놓으세요.

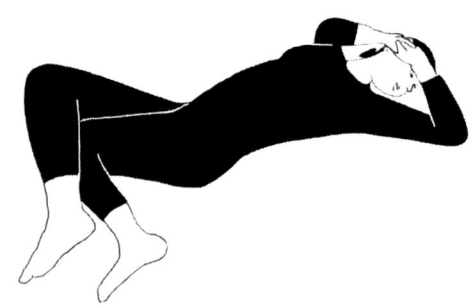

두 무릎을 오른쪽으로 내려뜨리면서 골반을 이 동작에 가담시킵니다. 그리고는 다시 돌아옵니다.

◀ 두 무릎이 머리의 방향과 반대로 향하고 있는 것을 주목하세요.

이 동작을 반복합니다. 그러나 이번에는 오른쪽으로 두 무릎을 내려뜨리면서 숨을 내 쉽니다.

◀ 움직임에 골반이 어느 정도 가담합니까?
   그리고 늑골과 가슴은 얼마나 가담하고 있습니까?

   머리는 움직이지 않도록 합니다.
   발의 긴장을 풀어주세요.

발을 세우는 위치는 무릎이 오른쪽으로 내려가는 동안 골반이 얼마나 회전할 수 있는가에 대해 직접적인 영향을 줍니다. 무릎을 오른쪽으로 내려뜨리는 동안 몸의 중심선에 다리를 세워두면 몸통의 중심에서 회전이 일어나게 해줍니다. 그러나 발을 몸의 왼쪽에 세워놓으면 아치 동작이 회전에 더해져서 몸의 길이가 증가되는 느낌을 줍니다.

**~ 다리를 펴고, 팔도 내리고, 머리는 천장을 향해 되돌려 놓고 쉽니다.**

◀ 등이 바닥과 이루는 접촉을 주목하고 어깨의 폭도 주목합니다. 어떤 변화라도 일어났습니까? 어디에서?

변화에 대한 관찰과 그 변화가 발생한 지점에 대한 관찰은 근육감각과 전반적인 자각을 향상시키게끔 합니다. 레슨 중에 불필요한 근육의 '조임'을 인식하는 것은 앉아 있고, 서 있고, 걷는 것과 같은 다양한 일상 활동에서 발생하는 근육 긴장을 어떻게 구분할지를 배우게 해 줍니다.

1. ↻ 다른 쪽:

   **왼 발을 바닥에 세우고 머리를 오른쪽으로 돌리세요. 전에 한 것처럼 한 손 위에 다른 손을 올려놓습니다.**

   왼 엉덩이를 들어 올리세요.

   ◂ 동작은 고관절에서 만이 아니라 전체 골반에서 일어난다는 것을 주목합니다. 왼쪽이 올라가면 오른쪽은 내려가고 심지어는 늑골도 부분적으로 돌아갑니다.

   이제는 이를 더 작고 더 빠른 동작으로 합니다. **머리는 고정된 위치에 있게 합니다.**

   ◂ 머리는 고정시키고 척추가 움직이게 합니다.

   ~ 다리를 펴고 팔과 머리를 제자리로 하고 쉽니다.

   ◂ 한 다리가 다른 다리보다 더 길게 느껴질 수 있습니다.

2. ↻ 다른 쪽:

   **머리를 오른쪽으로 돌리고, 손과 팔은 이전처럼 두세요. 왼 다리는 펼쳐두고 오른 무릎은 천장을 향해 세워둡니다.**

   ◂ 다시 동작은 반대 방향으로 하는 것입니다.

   그리고 오른 엉덩이를 들어 올리세요.

   ◂ 고관절을 어떻게 들어 올리고 있나요? 얼마나 높이? 발을 얼마나 누르고 있나요?

   복부의 '조임'을, 늑골과 가슴의 조임을 이완시킬 수 있고, 골격이 근육보다 더 많은 일을 하게 할 수 있습니까?

   골반을 내려뜨릴 때 매번 좀 더 중립적인 위치에서 시작하기 위하여 모든 근육을 '내려놓아' 줍니다.

   ◂ 고관절이 얼마나 아래로 내려가는가 주목합니다. 바닥에 더 가깝게 가고 있나요?

   이 동작을 좀 더 빨리하세요.

   ~ 모든 것을 멈추고 쉽니다.

3. ↻ 다른 쪽:

두 발 모두 바닥에 세우세요.

머리를 오른쪽으로 돌리고 손은 제 자리에 둡니다.

오른발을 오른쪽으로 한 발 더 가지고 가서 오른 다리 위에 왼 다리를 걸쳐 놓습니다.

양 무릎을 왼쪽으로 내려뜨립니다.

이 동작을 몇 번 반복합니다.

◂ (반대 동작의 계속)

◂ 만일 불필요한 조임이 없다면 (오른 다리 위에 있는) 왼 다리의 무게는 두 무릎이 왼쪽으로 가라앉도록 도울 것입니다.

~ 모두 그만 하고 쉬세요.

머리를 이쪽에서 저쪽으로 돌립니다.

◂ 어떤 차이를 감지하는지 혹은 이제까지 우리가 한 것의 결과로서 어떤 새로운 지각이라도 있는지요?

◂ 머리를 돌릴 때 움직임의 범위가 더 커졌나요? 더 쉽게 하고 있다고 느낄 수 있나요? 머리를 돌리는 움직임에서 중력의 영향을 느낄 수 있나요?

4. 두 발을 바닥에 세우세요.
머리를 왼쪽으로 돌립니다, 그리고 두 손을 머리 오른 편에 올려둡니다(오른 관자놀이나 뺨 등 어디든 편안한 곳에). 팔꿈치는 아래로 내려오게 합니다.

오른 다리를 천장을 향해 들어 올리세요.

굽혀진 왼 무릎을 바닥 쪽을 향해 왼쪽으로 내려뜨리고, 점차적으로 올려 진 오른 다리를 역시 왼쪽으로 가라앉게 합니다.

몇 번 한 후에 오른 다리를 왼쪽으로 움직이면서 이를 조금만 머리 쪽으로 올라가게 움직입니다. (양 다리는 왼쪽으로 움직이지만 각각은 서로 다른 시간에 그리고 공간에서 서로 다른 길을 따라 움직입니다.)

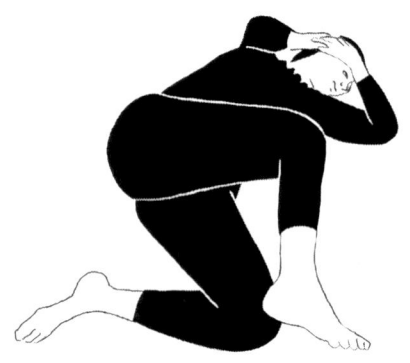

◂ 무릎이 왼쪽으로 가라앉은 결과로서 전체 골반은 왼쪽으로 돌아갑니다. 골반의 움직임에 의해 늑골이 얼마나 영향을 받고 왼쪽으로 돌려지는가 주목합니다 (머리가 한 자리에 고정되어 있는 것과 비교하여). 팔꿈치는 머리가 제 위치에 있게 해줍니다.

| | |
|---|---|
| 이 동작을 반복할 때마다 올라간 오른 다리를 머리 쪽으로 조금씩 가깝게 가져갑니다. | ◀ 호흡을 계속하면서 흉골, 쇄골, 그리고 견갑골의 움직임을 알아봅니다. |
| ~ 다리를 폅니다. 모든 것을 멈추고 쉬세요. | |
| 5. 두 발을 바닥에 세웁니다. 머리를 왼쪽으로 돌리고 나서 머리를 한 곳에 고정시키기 위해 양손을 편안한 지점에 올려놓습니다.<br><br>왼 다리를 천장을 향해 들어 올리고 오른 무릎을 오른쪽으로 내려뜨리면 왼 다리가 이를 따라 역시 오른쪽으로 움직일 것입니다. 그리고 제자리로 돌아옵니다.<br><br>돌아오는 동작에서도 역시 두 다리의 동작을 분리시켜 각 다리가 독립적으로 움직이게 합니다.<br><br>동작을 반복할 때마다 왼 다리를 다른 방향으로 더 높이 움직여봅니다. | ◀ 지금 척추에서 어떤 종류의 뒤틀림이 일어나는가요? 이 전에 일어난 것과 어떻게 다른가요?<br>◀ 왼 다리에 '힘을 빼' 중력의 힘으로 일을 담당하게 하여 다리가 바닥으로 떨어지게 할 수 있나요?<br><br>발이 무게를 갖고 매번 중심선을 지나 오른쪽으로 갈 때 마다 다리 대신 중력의 힘이 일을 한다고 상상합니다.<br>동작의 효과가 전체 척추에 영향을 주는지 알아봅니다. |
| ~ 다리를 펴고 쉬세요. | ◀ 흉곽의 움직임을 주목합니다. 흉곽이 확장되고 있다는 것을 어디에서 느낄 수 있는가요? 그리고 어느 방향으로? |
| 4. ↻ 다른 쪽:<br><br>두 발을 바닥에 세웁니다.<br><br>머리를 오른쪽으로 돌립니다.<br><br>머리를 제 위치에 고정시키기 위해 양손을 편안한 지점에 놓습니다. 팔꿈치는 바닥으로 내려뜨립니다.<br><br>왼발을 천장을 향해 들어 올리고 처음에는 오른 무릎을 오른쪽으로 내려뜨린 다음 왼 다리가 바닥을 따라 반응하게 합니다. | ◀ 다리가 서로 따로 움직이고 있나요? 왼 다리는 약간 굽힐 수 있습니다.<br><br>이 동작을 하면서 숨을 들이마시고 내쉬기를 계속하는 것이 가능한가요? |

5. ↻ 다른 쪽:

   **두 발을 바닥에 세웁니다. 얼굴을 오른쪽으로 돌리고 손으로 머리를 제자리에 있도록 고정시킵니다.**

   오른발을 천장을 향해 들어 올립니다. 왼 무릎을 왼쪽으로 내려가게 하고 그리고 나서 오른 다리가 그것을 따라 바닥으로 가게 합니다.

   ◂ 여기서 골반이 머리와 반대 방향으로 움직이고 있다는 것을 느낄 수 있습니다. 골반과 늑골, 그리고 흉곽이 어느 정도로 돌아가고 있나요? 다리가 아래로 내려가는 것을 무엇이 가로 막고 있나요?

   머리가 움직이려고 한다면 골반과 경추 사이에 더 큰 유연성이 필요하다는 것을 의미합니다.

   다음 단계에서는 이 영역의 유연성을 향상시키게 될 분화에 대한 부가적 가능성을 탐색하게 될 것입니다.

~ 모두 멈추고 등을 대고 누워서 쉬세요.

1. ↻ 다른 쪽에서 반복합니다.

   **왼발을 바닥에 세워두고 머리를 오른쪽으로 돌립니다. 머리를 제 위치에 고정시키기 위해 양손을 올려 둡니다.**

   왼 엉덩이를 위로 들어 올리세요.

   ◂ 지금 엉덩이를 들어 올리고 있는 방식을 레슨 초기와 비교하여 편안함의 차이를 관찰합니다.
   골반을 더 쉽게 움직인다고 느낄 수 있나요?
   늑골에서 더 많은 가동성을 느낍니까?

6. 오른발을 바닥에 세웁니다(왼 다리는 길게 유지합니다). 머리를 오른쪽으로 돌립니다. 머리를 손으로 고정시키세요. 왼 다리는 옆으로 돌려 바깥쪽에 대고 쉬게 합니다.

   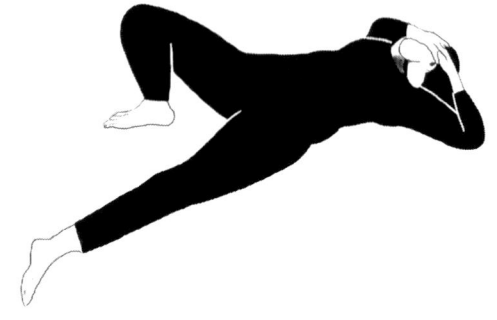

   그리고 왼 다리를 대각선을 향해 아래로 길게 늘이고는 돌아옵니다.

   ◂ 다리를 머리에서 멀게 움직인다고 생각합니다.

   다리를 늘이고 줄이기를 몇 번 반복합니다.

   ◂ 요추와 늑골을 들어 올리지 말고 발뒤꿈치를 멀리 움직입니다. 호흡이 방해 받고 있나요?

| | |
|---|---|
| 6. ↻ 다른 쪽:<br><br>**얼굴을 왼쪽으로 돌립니다. 양손으로 머리를 고정시킵니다.**<br><br>**왼발을 바닥에 세우고 오른 다리를 길게 펴 놓습니다.**<br><br>오른 다리를 오른쪽으로 돌리고 나서 발뒤꿈치를 멀리 뻗으면서 길게 늘입니다. 그리고는 다시 다리를 구부립니다. 이를 몇 번 반복합니다. | ◂ 호흡을 인식하고 자연스런 리듬이 방해받지 않도록 합니다. |
| ~ 모두 그만하고 쉽니다. | |
| 7.<br><br>a. **얼굴을 오른쪽으로 돌립니다. 머리를 양손으로 제 자리에 유지시킵니다.**<br><br>**왼발을 바닥에 세우고 오른 다리는 길게 둡니다.**<br><br>펴둔 다리를 오른쪽으로 돌려지게 하여 새끼 발가락이 바닥과 가깝게 되도록 하고, 다리를 길게 늘이기 위해 발뒤꿈치로 밀어냅니다.<br><br>그리고는 다리를 줄이는 것처럼 끌어당깁니다.<br><br>b. **얼굴을 왼쪽으로 돌립니다. 양손으로 머리를 제자리에 있게 합니다.**<br><br>**왼발을 바닥에 세우고 오른 다리는 길게 둡니다.**<br><br>펴진 오른 다리를 오른쪽으로 돌려 새끼 발가락이 바닥과 가깝게 되도록 하고 다리가 길게 늘어나도록 발꿈치로 밀어냅니다.<br><br>그리고 다리를 줄이려는 것처럼 끌어당깁니다.(a에서와 같이) | ◂ 팔꿈치가 아래로 매달리게 합니다.<br><br>◂ 오른 다리를 오른쪽으로 돌릴 때 왼 고관절을 약간 들어 올리고 동시에 허리를 아래로 낮춥니다. 아래 늑골, 엉덩이와 골반은 오른 쪽으로 내려갈 것입니다. 발뒤꿈치를 밀 때 전체 다리는 움직이고 아래로 뻗어 나갑니다.<br><br>◂ 머리 방향을 바꿉니다. 그러나 다리는 a에서와 같습니다.<br><br>◂ 이번에는 오른 고관절이 올라갈 때 작은 뒤틀림을 만듭니다.<br><br>◂ 등을 수축시키지 말고 오히려 늘입니다.<br><br>◂ 다리를 줄일 때 골반이 늑골 쪽으로 가까워진다고 상상합니다. |

| | |
|---|---|
| **7. ↺ a와 b를 다른 쪽에서 합니다.**<br>머리를 왼쪽으로 돌려놓고 전 과정을 합니다. | 숨을 쉴 때 어떤 움직임이 일어나는지 관찰합니다. |
| **~ 모두 그만하고 쉽니다.**<br><br>다시 머리를 이쪽에서 저쪽으로 돌립니다.<br><br>그리고 머리를 중앙에 두고 편안하게 누워 계십시오. | ◂ 머리를 돌리는 것이 얼마나 쉬운지 느껴봅니다.<br><br>◂ 레슨 초기에 몸의 길이를 탐색하였습니다. 지금은 머리에서 발끝까지 길이의 감각이 어떠한가요?<br><br>늑골이 흉골과 만나는 지점에서의 호흡의 움직임을 감지할 수 있습니까? 쇄골에서는? 겨드랑이 아래 늑골에서는?<br><br>이제 얼굴, 입, 그리고 턱에 주목하여 봅니다.<br><br>경추와 바닥 간의 거리는 얼마나 됩니까? 척추가 약간 내려갈 수 있나요?<br><br>어깨와 귀 사이의 거리는 얼마나 되는지, 그리고 경추(경추 1번과 2번)와 귀 사이는?<br><br>왼쪽과 오른쪽의 고관절과 어깨관절 간의 거리는 얼마나 되는지요?<br><br>왼쪽과 오른쪽의 고관절과 발뒤꿈치 사이의 거리는 어떠한가요?<br><br>이런 식으로 여러분은 자신의 길이에 대한 완전한 상을 얻게 될 것입니다. |
| **8. 옆으로 돌아 누운 후 일어나 앉으세요.** | ◂ 앉는 자세로 돌아올 때 골반, 척추, 그리고 머리에서의 가동성을 느껴봅니다. |

| | |
|---|---|
| **천천히 일어섭니다.** | ◀ 서 있는 지금 자신이 얼마나 큰지 느껴 봅니다. 이 크기가 자신에 대해 갖는 상과 일치하나요? |
| | 이 느낌과 자기상을 저장하고 고정시켜 유지할 수 있습니까? |
| 걷기 시작합니다. | ◀ 이제 어떻게 걷고 있는지 느껴봅니다. |

동작을 할 때 왜 우리는 어떤 특정 부분에 제약을 가할까요? 몸의 한 부분을 제약하는 것은 몸의 다른 부분들이 활동하게끔 '강요'하는 특수한 조건을 만들어 냅니다. 이 레슨에서는 머리에 제약을 주는 것은 (흔히 경직될 수 있는) 흉곽을 움직여 몸통을 비트는 동작에 강제로 가담하도록 합니다.

레슨의 각 단계에서 서로 다른 관절들이 활동하도록 이끕니다. 레슨의 끝에 가서는 비트는 동작에 포함된 모든 관절들이 향상되고, 잠재적인 움직임의 범위는 확장됩니다. 척추를 나선형으로 돌리고, 비트는 능력을 향상시키는 것은 다른 일상의 기능적 활동도 향상시킵니다.

## 레슨 9

## 옆으로 누워 몸을 돌리기(회전하기)

| 지시 | |
|---|---|
| 동작을 위한 **초기 자세와 제약** | 주의를 기울이고 감각하기 위하여 |

1. 왼쪽으로 누우세요.

   두 무릎을 굽혀 한 무릎을 다른 무릎 위에 놓으세요.

   팔꿈치를 천장으로 향하고 오른손을 이마 위에 올려놓으세요. 왼팔은 앞으로 바닥에 길게 펴 놓습니다.

a. 오른손으로 머리를 오른쪽으로 돌려 팔꿈치와 머리가 함께 움직이게 하여, 오른쪽을 바라보고, 다시 모두를 시작 지점으로 가져옵니다.

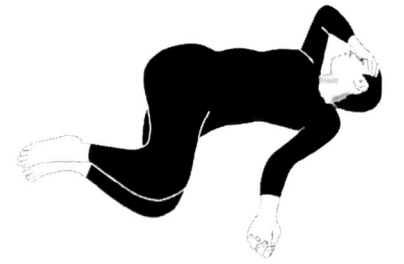

◀ 머리를 돌리며 움직이는 동안 등의 어떤 부분이 가담하나요?

   견갑골은 어느 정도로 동작에 가담하나요?

   팔꿈치와 바닥 간의 거리는 얼마나 되나요?

   늑골 어디가 움직이나요?

   척추 어디에서 움직임을 찾을 수 있나요?

이것은 앞뒤로 몇 번 반복합니다.

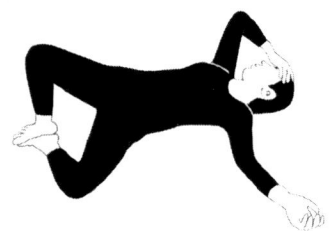

b. 머리를 오른쪽으로 돌릴 때 오른 무릎을 천정으로 향해 들어 올립니다.

   **(오른발은 왼발 위에 그대로 놓여있게 합니다)**

c. **팔꿈치와 무릎은 천장을 향해 둡니다.**

   그리고 머리, 손, 팔꿈치를 오른쪽으로 움직이며 동시에 무릎은 반대 쪽으로 즉 왼쪽으로 움직입니다.

이를 앞뒤로 몇 번 더 합니다.

◀ 오른 무릎을 동작에 가담시킨 결과로서 어느 부분이 회전하나요?

◀ 오른발을 세우기 위한 편안한 위치를 찾습니다. 발목과 발 사이에 세워봅니다.

◀ 발, 무릎, 팔꿈치는 모두 한 개의 선 상에 놓이게 될 것이며 머리는 약간 왼 쪽으로 갑니다.

◀ 상체와 하체 사이에 요구되는 협응을 주목합니다.

양쪽의 움직임을 같게 유지하세요. 다리는 머리와 팔꿈치와 반대 방향으로 같은 정도로 움직일 것입니다.

| | |
|---|---|
| 몸의 중심(골반)으로부터 움직임이 시작되도록 이 동작을 반복합니다. | ◂ 몸의 중심에서 동작을 이끌어내는 것은 말초 부위에서 협응을 향상 시켜줍니다. 머리와 손은 오른쪽을 향하고 무릎과 골반은 왼쪽을 향할 때 몸의 중심에서 움직임을 느끼고, 둘 다 같은 정도로 움직입니다.<br><br>오리엔테이션에서의 변화가 (이 경우 동작이 몸의 중심에서 시작된다고 상상하며) 어떻게 움직임과 그 의미를 변화시키는지 발견하게 될 것입니다. |
| d. c를 반복합니다. 그러나 이번에는 머리와 팔꿈치의 움직임과 반대되는 방향으로 눈을 움직여 바라봅니다. | |
| ~ 누워서 쉽니다. | ◂ 어디에서 변화가 생겼다고 느끼나요? 양쪽에 느껴지는 방식에 어떤 차이라도 있는가요? |
| 1. ↻ 다른 쪽:<br><br>**오른쪽으로 누우세요. 무릎을 구부리고 한 무릎 위에 다른 무릎을 올려놓으세요.**<br><br>**왼손을 이마 위에 놓습니다. 오른팔을 몸 앞 바닥에 길게 펴 둡니다.** | ◂ 오른팔은 견갑대의 연장으로서 바닥에 놓이게 됩니다. |
| a. 손, 팔꿈치, 머리를 함께 왼쪽으로 움직이세요. 눈은 동작을 따라갑니다. | ◂ 견갑대가 어떤 방식으로 동작에 가담하나요? 처음에 한 쪽과 비교하여 지금 이 쪽은 회전하기가 더 쉬운가요? |
| b. 이 동작에 더하여 이제는 왼 무릎을 들어 올립니다. | ◂ 왼 무릎을 들어 올리는 것이 회전 동작을 얼마나 변화시킵니까? |
| c. **팔꿈치와 무릎이 천장을 향하도록 하고 이 자세에서,**<br><br>반대로 비트는 동작을 합니다. 그 동작을 몸의 중심에서 시작합니다. 무릎을 오른쪽으로 움직이는 동안 머리와 팔꿈치를 왼쪽으로 움직이다가 되돌아옵니다. 이것을 앞뒤로 번갈아 몇 번 합니다. | ◂ 자신의 왼쪽 부분 전체가 천장을 바라보고 있는지 주목합니다. 발, 무릎, 왼 고관절, 왼 어깨는 모두 하나의 선상에 있습니다.<br><br>◂ 동작이 어디에서 시작하는가를 명료화하기 위하여 한 손을 골반에 올려 엉덩이를 앞으로 움직이고, 다른 손은 늑골과 상체에 올려 두어 자신의 뒤에 있는 바닥을 향하여 움직인다고 상상합니다. |

이 책에서는 우리가 어떤 동작을 반복할 때 주의를 요하기 위한 모든 지침이나 관점을 항상 밝혀두지 않고, 대신 "다른 쪽"이라는 말을 하는 것으로 충분하며 자신이 알아서 전이 시키도록 합니다. 때로 (다른 쪽에서 1.b와 같이) 다른 쪽에서 작업할 때는 더 자세한 것들을 알려 줄 수 있습니다.

이에 대한 이유는 복잡한 동작이 처음으로 제시될 때 학생들은 때때로 지시사항을 해석하느라고 분주하여, 너무 많은 관찰을 하게 하여 부담 주는 것은 적절한 때가 아닐 수 있기 때문입니다. 그러나 한 쪽에서 이미 알게 된 움직임을 다른 쪽에서 반복할 때 학생들은 새로운 수준의 변별이 더 가능해집니다.

| ~ 등 대고 누우세요. | ◂ 등이 바닥에서 쉬고 있는 양상을 느낍니다. 몸의 어떤 부분에서 변화를 감지할 수 있습니까? |
|---|---|
| 2. (1에서와 같은 순서로 하되 반대 방향으로)<br><br>**왼쪽으로 누우세요. 오른손을 이마 위에 올려두고 왼팔을 자신의 앞에 쭉 펴둡니다.**<br>**두 무릎을 굽히고 한 무릎을 다른 무릎 위에 올려 놓습니다.**<br><br>오른 팔꿈치를 움직여 머리와 늑골을 함께 왼쪽 앞으로 향해 가도록 합니다.<br><br>동시에 오른 무릎을 천장을 향해 움직입니다.<br><br>몸의 중심(즉 골반)에서 동작을 시작하고 시작한 지점으로 돌아옵니다.<br><br>이것을 몇 번 앞뒤로 반복합니다. | ◂ 복부 근육과 골반 사이의 협응을 주목합니다.<br><br><br><br>◂ 몸의 중심에서부터 움직이도록 가슴과 복부 근육이 어떻게 도울 수 있는가 주목합니다. |
| 1a. ↻ 레슨 초기 동작을 반복하기:<br><br>**왼쪽으로 누워서 무릎을 굽히고 오른손을 이마 위에 올려놓으세요.** | |

| | |
|---|---|
| 손으로 머리를 잡고 오른쪽 뒤로 움직입니다. | ◀ 머리를 얼마나 멀리 돌릴 수 있나요? 이전에 가담하지 않았던 부분 중(혹은 지각하지 못했던) 어떤 부분이 이제 움직임에 가담하고 있나요? |
| 2. ↻ 다른 쪽에서도 같은 것을 합니다. | |
| 3. 왼쪽으로 누우세요. 왼팔을 자신 앞에 똑바로 놓습니다.<br><br>a. 오른팔과 오른 다리를 천장을 향해 들어 올리고, 천장을 바라보고, 이 자세에서 팔과 머리를 오른쪽으로 다리는 왼쪽으로 동시에 움직입니다. 그러고는 중앙으로 돌아옵니다.<br><br>몸의 중심에서 움직임이 일어나게 합니다.<br><br>b. 이를 반대 방향으로 합니다. 손과 머리는 왼쪽으로 다리는 오른쪽으로 움직입니다.<br><br>상체와 하체 간의 조합을 찾고 양 움직임의 범위가 같도록 합니다.<br><br>c. a와 b를 번갈아 합니다. | 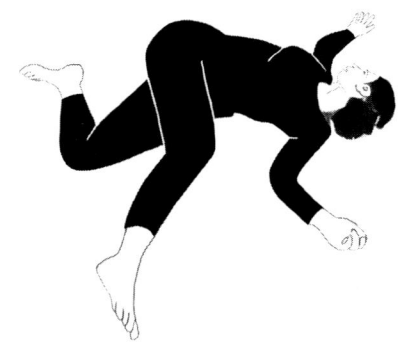<br><br>◀ 여기서 몸의 주변 부분들에 대한 효과는 큰 지렛대 작용으로 중심에서 옵니다.<br><br>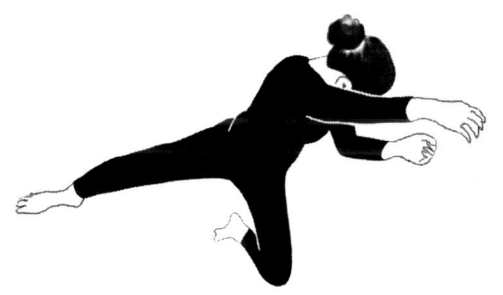<br><br>◀ 팔과 다리를 동시에 천장으로 펼치고, 그러면서 이들 움직임을 동시에 반대 방향으로 시작한다는 것을 명심합니다. |
| ~ 등을 바닥에 대고 누워서 쉽니다. | |
| 3. ↻ 이를 다른 쪽에서 합니다. 오른쪽으로 누워서 | |
| 4. 왼쪽으로 누우세요. 왼 다리를 굽힙니다. 왼팔을 쭉 펴서 앞에 두고 오른팔을 천장을 향해 들어 올립니다. | |

a. 똑 바로 펴진 오른팔을 뒤로 움직입니다. 뒤로 움직여 갈 때 이를 바라봅니다. 오른 다리(역시 바닥에 바로 펴진)는 왼쪽으로 움직입니다.

◀ 오른팔과 시선이 오른쪽으로 가는 동안 오른다리와 왼팔은 왼쪽 바닥 위에 놓입니다.

b. 이 뒤틀린 자세에서 오른팔과 다리를 동시에 아래로 마치 이들을 쭉 펴는 것처럼 움직입니다. 오른팔은 오른 골반 쪽으로 갈 것이고 오른 다리는 굽혀진 왼 다리 쪽으로 펴지면서 내려갈 것입니다.

◀ 이 움직임으로 뒤틀린 자세에서 왼쪽으로 누운 자세로 돌아옵니다.

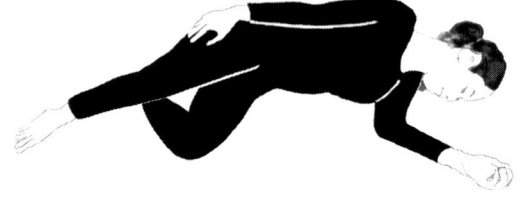

오른 다리를 왼쪽으로 움직이며 동시에 오른팔과 머리는 오른쪽으로 움직입니다. 눈은 오른팔의 동작을 따르게 합니다.

◀ 다시 뒤틀린 자세가 됩니다.

이 절차를 몇 번 번갈아 합니다.

◀ 전체 오른쪽이 왼쪽을 따라 움직이는 것을 주목합니다.

~ 등을 대고 누워 쉽니다.

4. ↻ 이 모든 것을 **오른쪽으로 누워서 합니다**.

이 절차에 다음과 같은 변형을 도입할 수 있습니다.

a. **팔과 다리를 천장으로 향합니다.**
   - 하나는 오른쪽으로 다른 하나는 왼쪽으로 서로 반대 방향으로 움직이면서

| | |
|---|---|
| b. 팔을 머리 위에, 다리는 몸통과 일렬로 펴서 바닥에 두고, 바닥과 수평이 되어 반대 방향으로 움직입니다. | |
| 1. 팔과 상체는 뒤로 움직이고, 다리와 하체는 앞으로 움직입니다. | ◀ 여기서 회전축은 바닥에 있는 어깨와 고관절입니다. |
| 2. 달리 움직입니다. 팔과 상체는 앞으로 다리와 하체는 뒤로 | |
| c. 눈 동작을 가담시키면서 번갈아 합니다. | ◀ 눈 동작이 전체 동작을 향상시키는데 주는 영향에 주목합니다. |
| 1. 눈과 팔이 같은 방향으로 움직입니다. | |
| 2. 눈은 머리와 팔과 반대 방향으로 움직입니다. | |
| 1. 다시 눈과 팔을 같은 방향으로 움직입니다. | |
| ↻ 이 모두를 **다른 쪽으로 누워서 합니다.** | |
| 1a. ↻ 레슨의 초기 동작을 반복합니다. | ◀ 회전의 범위와 질은 지금 어떤가요? 이것이 레슨의 초기에는 어땠는지 비교합니다. 늑골이 동작에 가담합니까? |
| 5. **등을 대고 누우세요. 손바닥을 서로 비벼 따뜻하게 하여 눈 위에 올려놓습니다.** **양손의 가장자리로 눈동자를 덮고 손가락을 이마에 올려 머리카락 밑에 닿도록 합니다. 팔꿈치는 천장을 향합니다. 이렇게 잠시 머무릅니다.** | ◀ 손과 팔꿈치에서 모든 긴장을 제거하고 어깨가 바닥에 가까워지게 합니다. 무슨 색 혹은 무슨 색들을 보고 있는가 알아봅니다. 검은 색 배경을 볼 수 있나요? |

배경을 더 검게 볼수록 눈이 더 많이 이완된 것입니다. 일상생활에서 우리는 보기 위하여 눈을 긴장시키려는 경향이 있습니다. 때로 이 긴장은 우리가 눈을 감고 있을 때조차도 계속되고 긴장은 불필요할 때조차 지속됩니다.

| | |
|---|---|
| **6. 손바닥을 눈 위에 놓고,** a. 천천히 눈동자를 중앙에서 오른쪽으로, 그 다음 중앙에서 왼쪽으로 움직입니다. | ◀ 어느 쪽에서 눈 동작의 범위가 큽니까? 어느 쪽으로 눈을 움직이는 것이 쾌적합니까? |
| 보통 우리는 시각이 다른 쪽보다 어느 한 쪽에 더 익숙해져 있습니다. 이 차이를 시도해 보고 구별하는 것은 흥미 있는 일입니다. ||
| b. 눈동자를 위아래로 움직입니다. | ◀ 눈 동작이 목에 주는 영향을 느끼는가 알아봅니다. 입과 혀에 어떤 긴장이라도 있으면 눈의 동작에 영향을 주는지요? |
| **7. 손바닥을 눈 위에 둡니다.** 그리고 눈동자로 완전한 원을 그리며 움직입니다. 원의 방향을 바꿉니다. | |
| 눈의 동작을 머리의 동작과 분화시키는 것은 공간 속에서 머리의 동작을 향상시키고, 시각의 전반적 조직화와 공간 속에서의 오리엔테이션을 향상시킵니다. ||
| ~ 눈에서 손을 떼지만 눈은 감은 채 둡니다. | ◀ 눈꺼풀이 얼마나 무거운지 느낍니다. 속눈썹과 눈썹 간의 거리를 느낄 수 있나요? |
| **8. 다시 손바닥을 눈 위에 올려놓습니다.** 시각의 중심에서 두 개의 하얀 점을 본다고 상상합니다. 이 점들이 눈에서 천장 쪽으로 멀어져 움직여 간다고 상상하고, 그리고는 이 점들이 눈동자로 들어올 때까지 천천히 내려오고 있다고 상상합니다. | ◀ 천천히 이 점들을 멀게 그리고 가깝게 움직입니다. |

| | |
|---|---|
| 그만합니다. 그러나 손바닥은 눈 위에 그대로 둡니다.<br><br>다시 검은 색 배경이 있나 알아봅니다. | ◀ 어깨에서, 팔꿈치, 팔, 손에서 모든 긴장을 제거하도록 합니다. 다리가 얼마나 무거운지 느낍니다.<br><br>◀ 눈 안에서 눈동자의 무게를 느낄 수 있나요? |
| **9. 손을 뗍니다. 눈은 감은 채 둡니다.**<br><br>　**천천히 눈을 뜹니다.** | ◀ 이러한 눈 동작이 전 체계에 어떠한 영향을 주었나요?<br><br>◀ 시각의 질을 봅니다. 이전에 보지 않았던 그 어떤 것을 볼 수 있나요? |
| **10. 옆으로 몸을 돌려 앉으세요.**<br><br><br>천천히 자신의 뒤를 바라보기 위해 몸을 돌립니다.<br><br><br><br>**천천히 일어섭니다.**<br><br><br><br><br><br><br><br>**한 다리는 제자리에 두고,**<br>다른 다리로는 한 발 앞으로 한 발 뒤로 움직입니다. | ◀ 변화는 아주 중요하기 때문에 모든 전환을 천천히 그리고 조심스럽게 합니다.<br>　어떻게 앉아 있나요? 어깨 위에 있는 머리와 목이 위치를 느낍니다.<br><br>◀ 시각의 질을 주목합니다. 뒤를 바라볼 때 눈이 더 이완된 것을 느낄 수 있나요? 그리고 몸을 돌릴 때 몸통이 더 지배적으로 움직이는 것을 느낄 수 있나요?<br><br>◀ 자신이 얻은 자세, 발이 바닥과 만든 접촉의 종류, 발이 서로 얼마나 떨어져 있는지, 팔과 늑골이 마치 행거에 걸려 있는 옷처럼 척추에 어떻게 걸려 있는지 주목합니다.<br>　(발에서 머리까지 척추를 따라 늘어난 느낌이 있는 반면 어깨와 가슴은 아래로 매달려 있는 것 같은 느낌이 있습니다).<br>　이것이 당신의 정상적 자세인가요? 차이는 무엇이고 어디에 있나요?<br><br>◀ 팔이 다리와 같은 방향으로 움직이고 있는지 혹은 반대로 움직이고 있는지요? 두 방식을 다 시도해 봅니다. |

**다리를 바꾸어서** 같은 것을 반복합니다.

몸의 중심에 주의를 모으면서 천천히 걷기 시작합니다.

◀ 다리와 관련하여 팔이 움직임에 어떻게 통합되고 있나요?
어깨와 고관절이 반대로 움직이는 것을 느낄 수 있나요?

일상생활에서 많은 사람들은 몸통(근위부)의 사용을 감소시키고 상대적으로 팔과 다리(원위부)를 지배적으로 사용하면서 흔히 이를 자각하지는 못합니다.

이 레슨에서 우리의 주의는 몸통으로 향해집니다. 몸통에서는 크고 강한 근육들이 자리 잡고 일을 합니다. 여기서 팔과 다리(원위부)는 중심에서 시작하는 활동의 결과로서 움직입니다. 중심에서 동작을 조직화하면 어깨와 팔, 그리고 다리에서 과도한 긴장을 감소시켜주며 이들의 움직임을 더 가볍고 쉽게 해줍니다.

레슨의 끝에 걷는 장면에서 팔과 다리가 몸의 중심과 관련하여 어떻게 움직이는지 알 수 있게 됩니다. 다리를 쉽게 움직인다고 느끼는 것은 걷고 서는 자세를 새로운 방식으로 조직화할 수 있는 기회를 제공해줍니다.

이 레슨에서 눈의 움직임은 다른 레슨에도 병합될 수 있습니다. 눈의 사용이 매일의 기능에 통합적 부분이기 때문에 눈에서의 과도한 긴장이 전반적인 근육 긴장도에 영향을 준다는 것을 관찰함으로써 일상생활의 활동을 더 쉽게 할 것입니다.

## 레슨 10

## 네 발로 서는 자세에서 이동하기- 어디로?

| 지시 | |
|---|---|
| 동작을 위한 **초기 자세와 제약** | 주의를 기울이고 감각하기 위하여 |
| ~ 등을 대고 누우세요. | ◀ 몸의 여러 부분들이 바닥에서 쉬고 있는 방식을 알아봅니다. |
| 1. 옆으로 돌아 누운 다음 양손과 무릎(네 지점)을 딛고 섭니다. 발등은 바닥에 길게 펼쳐둡니다.<br><br>손은 어깨 바로 아래로 세워두고 무릎은 고관절 밑에 골반 폭으로 둡니다.<br><br>골반을 뒤로 움직입니다.<br><br>골반의 무게를 한 발뒤꿈치로 이동시키고 그다음 다시 다른 발뒤꿈치로 이동, 다음은 양 발뒤꿈치로 이동시킵니다. | ◀ 골반이 발뒤꿈치에 얼마나 가깝게 갑니까?<br>편안한 만큼만 가십시오.<br>골반과 등에서 무슨 일이 일어나고 있나요?<br>골반이 발뒤꿈치로 가깝게 갈 때 무게가 다른 쪽보다 한쪽으로 더 이동합니까?<br>(보통은 대칭이 아닙니다). |
| ~ 등을 대고 누우세요. | ◀ 등이 바닥에서 쉬고 있는 방식에 어떤 변화라도 생겼나요? |
| 2. 다시 네 지점으로 섭니다.<br>그러나 이 번에는 달리기 준비 자세로 발가락을 세워 무게를 그곳에 둡니다. | ◀ 몸무게를 지탱할 수 있도록 발가락을 굽힐 수 있나요? |

| | |
|---|---|
| a. 골반을 뒤로, 발뒤꿈치 쪽으로 움직입니다.<br>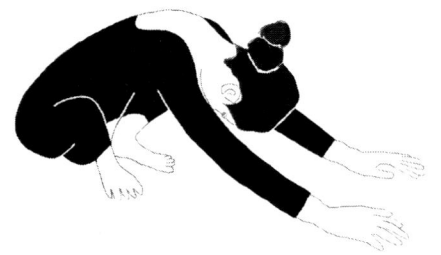 | ◀ 호흡을 방해하는지 아닌지 주목하세요.<br>  손으로 밀어내지 마십시오.<br>  손과 발 사이에 균형적으로 무게를 분산시키세요. |
| b. 골반을 뒤로 가져가면서 무릎이 들어 올려질 때까지 발뒤꿈치는 바닥을 향해 움직여 베드윈 사람들이 하는 식으로 발 위에 쪼그립니다. | ◀ 골반이 얼마나 뒤로 갈 수 있나요?<br>  등이 어떻게 굽혀지고 있는지 느낄 수 있나요? |
| 1+2를 번갈아:<br><br>골반을 발뒤꿈치 쪽으로 뒤로 움직이세요.<br>**한 번은 마치 달리기를 준비하는 것처럼 발가락에 무게를 주고, 한 번은 발등을 바닥에 길게 펴고 움직이세요.** | |

발의 위치를 바꾸는 것은 발목을 움직이고 발가락을 굽히고 피도록 '강요'하여, 발가락과 발의 앞부분과 발목 간의 역동적인 상호작업을 활성화시킵니다. 발의 많은 뼈들과 관절을 고정시켜 이러한 중요한 상호작업을 막아버리는 신발과 부츠가 더러 있습니다.

발목과 발전체의 움직임은 균형감과 걷기에 결정적입니다.

| | |
|---|---|
| ~ 등을 대고 누우세요. | ◀ 우리가 한 움직임의 영향을 주목하세요. 다리가 바닥에 놓인 방식, 그리고 발이 향하고 있는 방향을 주목하세요. |
| 3. 네 지점으로 서세요.<br><br>   오른발을 달리기 자세로 놓으세요.<br><br>오른 무릎을 들어 올려 오른쪽으로 돌리세요. 발의 볼 위에서 오른발을 회전 시키세요(마치 담배를 비벼 끄듯이).<br><br>이를 몇 번 반복하세요. | 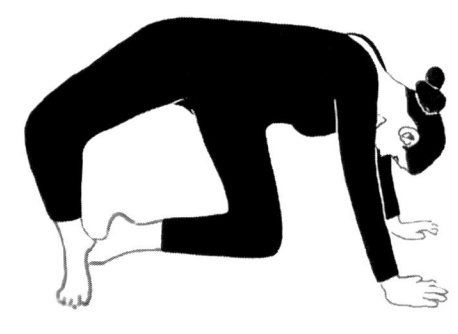 |

앉아서 편히 쉰 후에,

↻ 이를 다른 다리와 발로 합니다.

◂ 어떤 무릎이 옆으로 더 쉽게 돌아가나요?

4. **네 개의 지점으로 서세요. 오른발을 단거리 경주하는 자세로 놓으세요.**

a. 오른 무릎을 들어 올려 오른쪽으로 돌림과 동시에 골반을 왼 발뒤꿈치를 향해 가져가세요.

b. 오른 발뒤꿈치를 바닥으로 가져갈 때 오른 무릎을 향해 머리를 돌리세요.

c. 오른 무릎을 오른쪽으로 돌릴 때 이번에는 머리를 왼쪽으로 돌리세요.

처음의 자세로 돌아옵니다.

◂ 척추와 늑골에서는 어떤 움직임을 느끼고 있나요.

이것은 손에 덜 의지하면서 골반과 등의 동작을 사용할 수 있는 기회입니다.

각 변형들의 세부사항이 명확해질 때까지 이 순서대로 하면 적절한 타이밍으로 부드럽게 할 수 있을 겁니다.

↻ 이 모두를 다른 다리에서도 하세요.

무게를 이동할 때 – 손은 수동적으로 따를 것입니다. 사실상 손에 주는 무게가 줄어들면 골반으로부터의 움직임을 조직화하는데 늑골과 흉곽이 가담될 것입니다.

~ 등을 대고 누우세요.

◂ 이와 같은 움직임이 골반과 고관절에, 골반이 바닥에서 쉬는 방식에, 고관절을 감각하고 느끼는 방식에, 그리고 등이 바닥과 이루는 접촉의 질에 미친 영향을 주목하세요.

5. **이전 단계를 끝낼 때의 자세로 돌아갑니다.**

오른발은 세워져 있고,

오른 무릎은 오른쪽으로 돌려져 있고,

골반은 왼발 뒤꿈치에 가까이 있고,

머리는 오른 무릎을 향해 돌려져 있습니다.

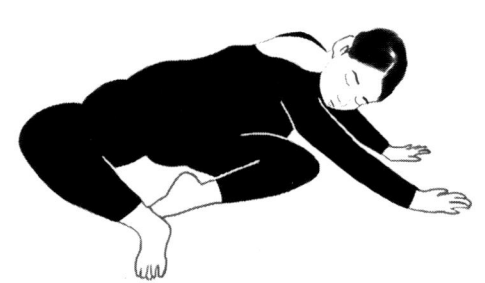

a. 오른발을 축으로 해서 오른 무릎으로 원을 그리세요.

골반을 움직이게 하며 도움을 받을 수 있습니다.

무릎의 움직임을 눈으로 따라가세요.

이를 시계 방향으로 그리고, 그러고는 시계 반대 방향으로 그리세요.

b. **머리를 왼쪽으로 돌려놓고** 이 모든 것을 하세요 (반대 방향으로)

약간 쉬고 나서 -

↻ **다리를 바꾸어 왼발을 세우고**, 머리를 두 가지 자세로 하여 무릎으로 원을 그려줍니다.

◂ 무릎은 발가락의 방향으로, 새끼발가락을 향해 오른쪽으로, 발뒤꿈치로 그리고 엄지발가락을 향해 왼쪽으로 움직일 것입니다.

◂ 머리가 이 움직임에 반응하도록 허용하세요.

호흡을 관찰하며 방해받지 않도록 하고 손에 어떤 압력도 가하지 않도록 합니다.

◂ 무릎 움직임이 늑골의 움직임에 주는 영향을 주목하세요.

흉곽과 견갑골을 이 행위에 '강제'로 참여시키기 위해 양손은 바닥에 계속 올려두도록 합니다.

~ 등 대고 누워 쉽니다.

4. ↻ 반복 하십시오:

**네 지점으로 섭니다.**

**오른 발가락을 아래로 굽혀 마치 달리기 자세로 하고, 왼발은 바닥에 눕혀 놓습니다.**

오른 무릎을 들어 올려 오른쪽으로 돌려 골반을 왼쪽으로 내려가도록 향해 줍니다.

발뒤꿈치를 바닥으로 낮춥니다(전체 오른발이 바닥에 놓입니다)

↻ 이와 같은 것을 다른 다리에서도 합니다. 왼발은 달리기 준비 자세, 오른발 등은 바닥에 길게 놓습니다.

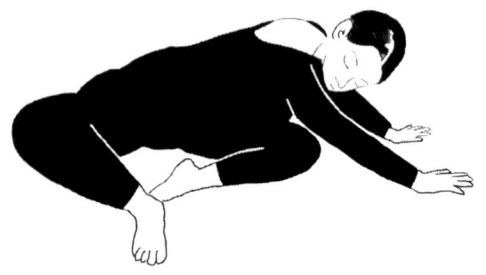

◂ 오른 무릎을 오른쪽으로, (두 번째와 세 번째 발가락 사이에서) 발가락이 돌아가는 같은 방향으로 움직이세요.

손은 바닥에서 떼지 않아 척추에서 옆으로 굽힘이 일어납니다.

↻ 한 쪽에서 다른 쪽으로 **번갈아** 합니다.

이쪽에서 저쪽으로 움직이는 동안에 머리는 옆으로 벌어지는 무릎을 향해 돌립니다.

그러고는 머리를 반대 방향으로 몇 번 돌립니다.

움직임을 작게 하고 점차적으로 그 범위를 크게 늘입니다.

◀ 손은 바닥에서 떨어지지 않고 골반은 매번 발뒤꿈치를 향해 움직입니다.

◀ 어느 방향으로 머리를 돌리는 것이 더 쉬운지요?

~ 등 대고 누우세요.

◀ 사타구니 주변에서의 변화, 골반이 바닥과 접촉하고 있는 정도, 발이 향하는 방향에 주목하세요.
지금 어디에서 숨을 쉬고 있나요?

↻ 반복:

1. 네 지점으로 서세요.

    **양 발의 윗부분(발 등)을 바닥에 길게 놓으세요.**

    그리고 골반을 발뒤꿈치로 가깝게 가져가세요.

    **발가락을 달리기 준비 자세로 놓습니다.**

    그리고 다시 골반을 뒤로, 발뒤꿈치로 가깝게 가져갑니다.

◀ 레슨 시작할 때 어떠했었는지 지금의 동작과 비교하세요. 골반이 지금은 얼마나 가고 있습니까? 동작이 쉬어졌나요?

◀ 발의 위치를 변화시키는 것이 골반을 내려뜨리는 데 어떤 영향을 주나요?

6. 네 발로 서세요.

양 발을 바닥 위에 서로 가깝게 두고, 발가락은 달리기 준비를 하고 무릎은 서로 벌려 주세요.

◀ 다리는 "V" 자를 이룹니다.

a. 무릎이 팔과 어깨까지 가까워지도록 골반을 뒤로 움직이세요.

   동시에, 천골은 바닥으로 내려가고, 머리는 기울이고, 손은 수동적으로 이를 따르게 하세요.

   베드윈 사람들이 하는 방식대로 쪼그리고 앉는 모습이 될 것입니다.

   이를 몇 번 반복하세요.

   ◂ 매번 움직임을 반복하면서 다리가 벌려지는 최적의 거리를 찾아보도록 하세요.

b. 쪼그린 자세에서 서기까지 움직이기 위하여- 골반을 약간만 들어 올리고(다리가 적절히 벌어지는 것을 발견) 발뒤꿈치를 바닥으로 내려줍니다.

   ◂ 손이 아직은 바닥에 살짝 대고 있도록 무릎은 굽혀져 있고, 머리는 아래로 숙이고 있습니다.

   ◂ 발뒤꿈치를 바닥으로 내릴 때 체중은 발 전체로 분산되어야 합니다.

이 자세에서 점차적으로 골반을 들고 일어섭니다.

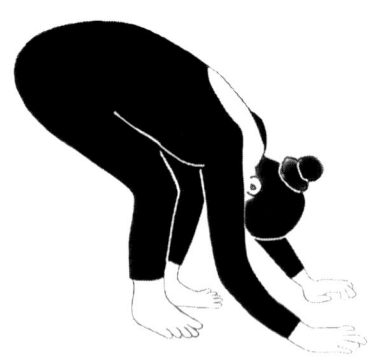

**7. 일어섭니다.**

◂ 어떻게 서 있습니까? 주목하세요. 발이 바닥과 만드는 접촉의 질, 머리와 관련한 고관절의 위치, 손이 어깨 아래서 '매달려' 있는 방식, 그리고 지금 숨 쉬는 방식을.

걸어 다니세요.

◂ 레슨의 결과로서 걸음이 어떻게 발전했는가요?

발에 무게가 덜 실리나요? (무게가 이제는 모든 관절에 분산되어 있기 때문에)

발에서 굴려지는 감각이 더 많아졌습니까?

| | 손과 팔은 걸음 동작에 어떻게 반응하고 있는가요? |
|---|---|
| 새로운 걸음과 그에 대한 새로운 감각을 소화하고, 내 것으로 받아들인 느낌이 들 때까지 계속 걸어다닙니다. | ◀ 편안한 느낌, 등과 목의 길이 감, 눈이 지평선을 따라가는 방식을 주목하세요. |
| | 걸으면서 이 느낌들을 즐기고 있습니까? |

네 지점으로 서는 것은 균형을 잃어버리고 되찾는 놀이를 통해 균형감을 이루는 것을 학습하는 발달의 중요한 단계입니다.

각기 서로 다른 발달의 단계에서 요구되는 서로 다른 대처 전략이 있습니다.

관절의 조직화,

근육 간의 협응,

균형잡기,

공간에서의 방향감.


이 대처 전략들은 서고 걷는 것을 준비하는데 도움이 됩니다.

자녀의 발달을 서두르는 부모는 아이들의 문제해결능력 발달에 아주 필요한 결정적인 발달 단계를 놓치게 할 수 있습니다.


시행착오적인 탐색활동은 문제에 대한 해결책을 독립적으로 발견할 수 있게 도와줍니다. 이 단계들 어느 것도 생략하면 한 사람의 미래에 동작과 행동의 어려움을 초래할 수 있습니다.

어느 나이에 있건 이 단계로 돌아가서 탐색하는 것은 어려움을 완화시키는 것을 도울 수 있습니다. "배움에 늦는다는 것은 없습니다."

# 레슨 11

## 누워서 발 잡고 일어나 앉기

| 지시 | |
|---|---|
| 동작을 위한 **초기 자세와 제약** | 주의를 기울이고 감각하기 위하여 |
| **1. 두 발을 마주 모으고 앉아서**<br><br>왼손에 기대고, 오른손으로 오른발의 바깥 부분을 잡으세요. 엄지는 다른 손가락들과 반대로 있지 않고 함께 있게 합니다.<br><br><br>이렇게 하여 발을 들어 올리고 내립니다. 들어 올릴 때는 무릎은 팔꿈치를 넘어 오른쪽으로 향하게 합니다. | 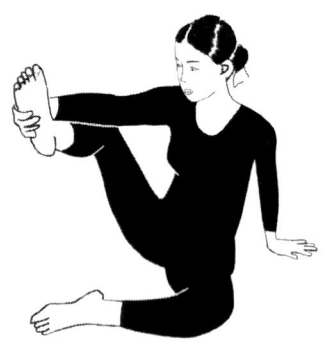<br><br>◂ 발을 잡고 있는 손에 힘을 주지 않도록 합니다. 그리고 어깨가 동작에 가담하도록 합니다. 등은 둥글게 굽혀질 수 있습니다.<br><br>팔목에 압박이 없도록 왼손이 기댈 편안한 장소를 찾습니다. 팔꿈치를 펴되 고정시키지는 않습니다.<br><br>척추를 고정시키지 않고 움직이도록 합니다.<br><br>주목: 손으로 발을 들어 올리고 있나요. 혹은 발로 손을 들어 올리고 있나요? 어떤 방식이 더 쉬운 가요? |
| 여기에서의 의도는 다리를 곧게 펴는 것이 아닙니다. 무릎을 바깥으로(오른쪽) 향하면서 발의 바깥쪽을 잡고 다리를 편다는 것은 구조적으로 어렵습니다. 이 행위에서의 목표는 고관절의 움직임과 상체의 유연성을 증진시키는데 있습니다. | |
| **~ 다리를 펴고 등을 대고 누우세요.** | ◂ 움직임의 영향을 관찰합니다. 왼발과 비교하여 오른발이 바닥에서 쉬고 있는 방식을 알아봅니다. 그리고 척추와 전체 등판이 바닥과 만드는 접촉의 종류를 살펴봅니다. |

| | |
|---|---|
| 1. ↻ 다른 쪽 반복<br><br>**발을 서로 마주 대고 앉아서 오른손에 기댑니다. 왼 손가락과 엄지를 함께 하여 왼발의 바깥 부분을 잡으세요.**<br><br>이렇게 하여 왼발을 들어 올리고 내립니다.<br><br>이것을 몇 번 반복합니다. | ◀ 다리의 동작에 등이 반응하게 합니다. 등을 꼿꼿이 세워 두지 마세요. 등의 반응은 쉽고 더 편안한 동작을 가능하게 합니다.<br><br>머리와 어깨는 어떻게 반응하고 있나요? 어떤 방향으로?<br><br>다리를 들어 올리는 것에 대하여 요추는 어떻게 반응하나요? 그리고 다리를 내릴 때는 어떻게 반응하나요?<br><br>언제 숨을 들이마시고 언제 내쉬나요? |
| ~ 누우세요. | ◀ 양쪽을 비교합니다. 어디에서 차이를 느끼는가요? |
| 2. 등을 대고 누워있는 동안 - 두 발을 바닥에 세웁니다. 오른 무릎을 가슴 쪽으로 가져옵니다. 그리고 오른손으로 오른발의 바깥쪽을 잡습니다.<br><br>발을 잡는 것을 더 쉽게 하기 위해 왼손으로 머리를 받치고 들어 올릴 수 있습니다.<br><br>이런 식으로 오른발을 천장을 향해 들어 올리고는 내려놓습니다. (**왼발은 바닥에 세워두고 무릎은 천장을 향하게 합니다.**)<br><br>오른 다리를 들어 올리는 동안 옆으로 몸을 돌리지 않습니다. 몸의 중심선을 넘어가지 않습니다. | ◀ 팔꿈치는 무릎의 안쪽에 놓여 있어야 합니다.<br><br>◀ 머리를 들어 올리면 발에 도달하기가 더 쉬워지나요?<br><br>◀ 손으로 발을 편안하게 잡고 있나요? 발을 잡을 때 (필요한 정도를 넘어) 너무 많은 노력을 가하면 오른 어깨의 동작이 제한되는지 알아봅니다. 스스로 이를 점검해 봅니다.<br><br>등 근육이 늘어나서 등을 둥글게 하나요? |

| | |
|---|---|
| 이를 머리를 들면서 몇 번 하고 머리를 들지 않고 몇 번 합니다. | ◀ 차이를 느껴봅니다. |

과도하게 손에 힘을 주면 팔을 따라 긴장의 확산을 초래하고, 이는 어깨의 자유로운 범위를 제한시킵니다. 어깨의 제한된 활동은 등 전반에 걸친 연쇄적 활동을 막고 따라서 전체 움직임의 흐름을 방해합니다.

만약 우리가 성취를 위해 안간힘을 쓰지 않고, 움직임의 편안함과 질에 주의를 집중한다면, 레슨을 하는 동안에 움직임을 향상시킬 가능성이 증가합니다. 머리를 들어 올릴 필요성은 감소할 것이고, 다리를 펴는 행위는 저절로 향상될 것입니다.

우리는 운동을 하거나, 춤을 추는 것 등과 같은 일상의 활동에서 다리를 스트레칭하는 동작에 익숙해 있기 때문에, 그러한 동작을 기계적으로 하고 성취하려고 애를 쓰는 경향이 있습니다.

따라서 교사는 학생들로 하여금 애써 잘하려는 노력을 줄이고, 기능에 참여하는 신체의 여러 부분들 간의 관계, 즉, 척추를 둥그렇게 구부리는 것, 몸통 뒤의 길항근을 이완시키고 확장시키는 것과 전방 근육의 수축 간에 협응 등을 인식하도록 특별한 관심을 갖도록 해야 합니다.

| | |
|---|---|
| ~ 다리를 펴고 쉽니다. | ◀ 다리의 위치를 주목해 봅니다. 발이 어느 방향을 향하고 있습니까? 어떤 차이라도 생겼습니까? |
| 2. ↻ 다른 쪽:<br><br>왼손으로 왼발의 바깥 부분을 잡으세요. 오른손으로는 머리를 지지합니다.<br><br>천천히 왼 다리를 들어 올리고 내리세요. | ◀ 어떤 다리가 더 쉽게 들려지나요? |
| 3. 일어나 앉으세요.<br><br>두 발의 가장자리를 바닥에 두고 발바닥을 서로 붙입니다. 왼손에 기대고 오른손으로는 오른발의 바깥 부분을 잡으세요. | ◀ 엄지는 다른 손가락들과 함께 있도록 합니다. |

| 다리를 들어 올리세요. 들어 올리는 동안 무릎을 오른 팔꿈치의 왼쪽이 되는 안쪽으로 보냅니다. 그리고는 팔꿈치의 오른쪽인 처음의 자세로 돌아옵니다. | ◂ 무릎을 안으로 바깥으로 움직이는 동안 고관절에서 일어나는 움직임에 주목합니다. 엉덩뼈가 관절 안에서 어떻게 안으로 바깥으로 돌아가나요? 발을 움직이는데 손이 어떻게 도와주고 있는지, 그리고 그것이 고관절의 동작을 어떻게 도와주고 있는지요? 혹시 무게 이동이 일어나고 있나요? |
|---|---|
| 무릎을 안쪽으로 (팔꿈치의 왼쪽으로) 움직이면서 몸의 무게를 왼쪽으로 이동시키면 오른 무릎이 바닥에 닿으면서 옆으로 앉게 될 수 있습니다. | ◂ 발에 기대고 몸의 무게를 이런 식으로 이동시킨다면 몸통은 척추의 뒤틀림과 함께 옆으로 굽혀지게 될 것입니다. |
| 마찬가지로 무릎이 팔꿈치 바깥으로 가고 무게를 오른쪽으로 이동시키면 오른 무릎을 바닥으로 낮추는 것이 가능합니다. | |

이 동작을 하면서 우리는 균형, 오리엔테이션, 및 척추 동작을 조합하는 것을 배우고 있습니다.

여기서 척추는 앞으로 굽혀지고, 뒤로 휘고, 옆으로 굽히는 동작에 반응하여야만 합니다. 만약 이 요소들 중 하나라도 다른 요소와 협응되지 않는다면, 동작을 수행할 때 다소 어려움을 경험할 것입니다. 이러한 동작의 어려움은 흔히 노력을 증가시킴으로써 극복되는 것이 상례지만, 이렇게 더 노력하는 일은 오히려 그 움직임을 더 더욱 실행하기 어렵게 합니다.

| 3. ↻ 다른 쪽.<br>**왼발의 바깥 부분을 왼손으로 잡으세요.**<br>다리를 올리고 내릴 때 점차적으로 무릎을 팔꿈치 안쪽으로 가져오고 나서 바깥쪽으로 가져갑니다. | ◂ 가동성의 범위와 상체와 골반의 반응성을 관찰합니다. |
|---|---|
| ~ 등을 대고 누우세요. | ◂ 이제까지 우리가 한 동작으로 등과 견갑골 그리고 견갑대가 바닥과 접촉하는 질에 얼마나 영향을 주었나요? |
| 4. 누워 있는 동안 두 발을 바닥에 세웁니다.<br>**오른손으로 왼발을 잡으세요. 왼손은 머리 밑을 받칩니다.** | ◂ 발을 어떻게 잡고 있는지 주목합니다. 이번에는 손가락으로 발 안쪽을 잡고 손바닥은 발의 바깥쪽을 둘러쌉니다. |

그리고 머리와 다리를 모두 들어 올리고 내립니다. 들어 올릴 때마다 무릎은 한 번은 안으로 한 번은 바깥 쪽으로 움직입니다(앉아서 할 때와 마찬가지로).

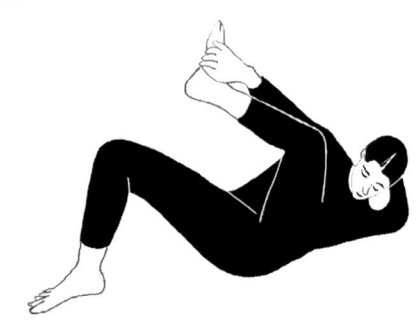

한 쪽에서 다른 쪽으로 이동하는 것이 무릎을 오른쪽으로 왼쪽으로 돌리는 것과 어떻게 조합되는가 주목합니다.

머리를 들어 올리는 것이 다리를 안으로 바깥으로 돌리는 것을 더 쉽게 합니까? 머리를 오른쪽으로 왼쪽으로 기울일 수도 있습니다.

4. ↻ 다른 쪽:

**오른발을 왼손으로 잡고 다른 쪽에서 이를 반복합니다.**

◀ 두 고관절 사이에 어떤 차이가 있는지 – 동작의 용이성과 질에 관하여– 주목합니다.

5. 등을 대고 누우세요.

**두 무릎을 가슴 앞으로 가져와서 양손으로 발의 바깥 쪽을 잡고 두 팔을 무릎 사이에 둡니다.**

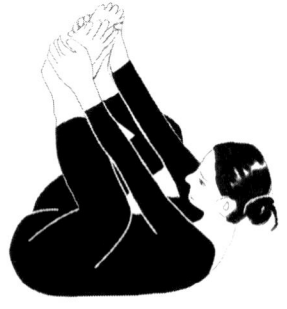

양손으로 발을 위로 들어 올리고 다리를 들어 올릴 때 머리도 듭니다.
숨을 내쉬면서 하면 도움이 됩니다.

이제 다리와 머리를 들어 올리는 것을 계속하면서 천장을 몇 번은 바라보고, 그리고는 몇 번은 다리 사이를 바라봅니다.

이렇게 다리를 펴고 굽히는 것을 몇 번 반복합니다.

◀ 등의 어떤 부분이 둥글게 되는지 척추의 어떤 부분이 바닥과 가깝게 되는지를 주목합니다.

◀ 시선을 바꾸어 주는 것이 동작을 방해하는지, 쉽게 하는지를 알아봅니다.

◀ 동작을 더 쉽게 해주는 방향으로 눈을 움직여 줍니다.

| | |
|---|---|
| ~ 등을 대고 누우세요. | ◂ 바닥과 접촉하고 있는 등의 부분들에 주목합니다.<br>발은 어느 방향을 향하고 있나요?<br>숨쉴 때 무엇이 관찰됩니까? |
| 6. 앉습니다.<br><br>왼손에 기대세요.<br><br>오른손으로 왼발을 바깥에서 잡으세요.<br><br><br>손과 발을 천장 쪽으로 들어 올립니다. 천천히 이들을 오른쪽으로 왼쪽으로 움직입니다. 그리고 이런 식으로 점차 몸의 무게를 이쪽에서 저쪽으로 이동시킵니다.<br><br>머리와 눈은 왼 무릎의 움직임과 같은 방향으로 함께 움직입니다.<br><br>다리를 굽히고 펼 수 있도록 왼 다리에서 어떤 과도한 긴장도 제거합니다. 다른 말로 무릎에서의 각도를 일정하게 유지하지 마세요. | 오른쪽으로 움직일 때 - 오른 무릎이 바닥을 향해 내려가고 왼 다리가 그 위를 넘어가는지를 주목합니다.<br><br>왼쪽으로 움직일 때 -왼 무릎과 다리가 바닥에 닿고 오른 무릎은 같은 방향으로 움직이며 역시 바닥에 닿을 수 있습니다. |
| 6. ↻ 다른 쪽:<br><br>오른손에 기대어 왼손으로 오른발을 잡으세요. | |
| ~ 누워서 쉽니다. | |

7. 바닥에 누워서.

   **왼발을 왼손으로 잡고 오른손으로 머리를 받칩니다.**

   ◂ 무릎이 팔꿈치 밖으로 가도록 발을 바깥에서 잡습니다.

   오른쪽으로 구르면서 왼발을 바닥으로 가깝게 가져갑니다. 오른 무릎은 바닥으로 가라앉을 것이고 몸의 무게는 오른쪽으로 이동될 것입니다. 이를 앞뒤로 몇 번 합니다.

   ↻ 이를 다른 쪽에서도 합니다.

   **같은 손으로 다른 다리를 잡고:**

   **오른손은 머리를 잡은 채 두고,
   왼손은 오른발을 잡습니다.**

   이제 왼쪽으로 구르세요.

   ↻ 이를 이쪽에서 저쪽으로 번갈아 합니다.

   **오른손은 머리 뒤에 있고 왼손은 한번은 왼발을 잡고 오른쪽으로 구르고, 한번은 오른발을 잡고 왼쪽으로 구릅니다.**

   ◂ 오른손이 머리 뒤에 있는지 그리고 다리가 바뀌어졌는지 확인합니다.

   ◂ 비교합니다. 어느 쪽 발을 잡고 옆으로 구르는 것이 더 쉬운 가요?

   호흡에, 들숨과 날숨에 주목합니다.

~ 등을 바닥에 대고 누워 쉽니다.

7. ↻ 다른 쪽:

   **왼손을 머리 뒤에 두고 오른손으로는 발을 (한 번은 왼발, 한 번은 오른발) 잡고 전 과정을 반복합니다.**

   ◂ 양쪽에 어떤 차이라도 있나요? 있다면 어디에서? 무슨 차이가 있나요?

8. (누어서) 두 발을 바닥에 세워 놓습니다.

   **왼발을 오른손으로 잡으세요. 왼손은 머리 뒤에 둡니다.**

   a. 점차적으로 몸의 무게를 왼쪽으로 이동시킵니다.

   b. 이 동작을 계속하는 동안 왼 다리와 발을 바닥으로 낮춥니다. 오른 무릎은 역시 바닥으로 내려갈 것입니다. 무게는 왼 팔꿈치로 이동하고 이 동작을 계속하면 앉는 자세로 이끌게 될 것입니다.

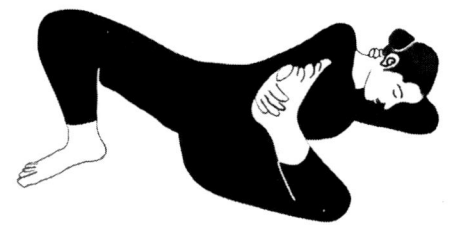

◀ 왼 허벅지와 종아리 사이가 90도를 유지하는 것이 중요합니다. 이 자세에서 오른 견갑골은 위로 움직여지도록 힘이 가해지게 되고 오른팔은 쭉 펴지게끔 힘이 가해집니다.

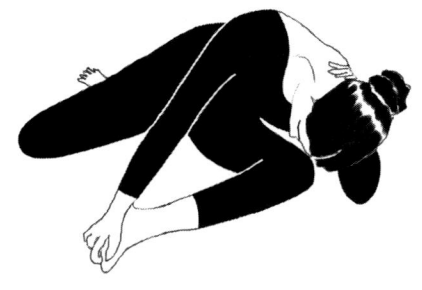

↻ 이 모든 것을 다른 쪽에서도 합니다.

   **오른발을 왼손으로 잡고 오른손을 머리 뒤에 둡니다.**

↻ 오른쪽으로 앉게 될 때까지 전 과정을 합니다(a, b).

◀ 앉는 자세로 옮겨갈 때는 견갑대와 팔에서 힘을 사용할 경향이 있습니다. 여기서 우리는 근육의 힘이 아니라 동력, 지렛대, 그리고 몸의 무게를 어떻게 사용하는지를 배우고 있습니다. 이를 구분하도록 해봅니다.

~ **다리를 펴고 등을 바닥에 대고 쉽니다.**

◀ 구르는 동작이 지금 누워있는 방식에 어떻게 영향을 주었나요?

9. 두 발을 바닥에 세우세요.

   **오른 다리를 들어 왼손으로 오른발의 바깥쪽을 잡으세요. 오른팔을 바닥에 대각선 방향으로 몸에서 45도 정도로 하여 놓습니다.**

◀ (이 절차도 역시 앉는 상태로 이끌 것입니다. 그러나 이 번에는 머리 뒤에 있는 손이 바닥에 놓이게 됩니다).

왼손의 도움으로 오른발을 오른쪽으로 움직입니다. 몸의 무게를 오른쪽으로 이동시키고 왼 무릎의 안쪽이 오른쪽으로 내려가게 합니다. 왼 어깨를 들어 올리며 오른 팔꿈치에 기댑니다. 머리와 눈을 오른발의 방향으로 가져갑니다. 이 움직임의 힘으로 앉게 되도록 이끌 때까지 기다립니다.

◀ 왼 엉덩이와 어깨의 동작이 가슴으로 하여금 오른 허벅지에 가깝게 오게 하는지 알아봅니다.

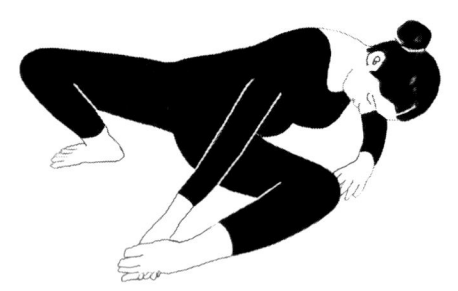

↻ 이 모두를 다른 쪽에서 반복합니다.:

**왼발을 오른손으로 잡고**, 그리고 같은 절차를 사용하여 누워있는 상태에서 앉을 때까지 진행합니다.

~ 등 대고 누워서 쉽니다.

발을 잡고 이쪽에서 저쪽으로 구르는 동작은 여러 가지 변화된 양상으로 사용될 수 있습니다. 즉, 손과 발을 바꾸어서, 손만 바꾸어서(발은 바꾸지 않고), 발을 잡지 않고 동작을 하는 것(손은 자유롭게 두고) 등 여러 가지 있습니다.

1. ↻ 초기의 동작을 반복합니다.

    **앉아서 -**

    **바닥에서 발바닥을 서로 맞대어 둡니다.
    오른손으로 오른발을 잡고 왼손에 기댑니다.**

    다리를 들어 올리고 내립니다. 이것을 여러 번 합니다.

    ↻ 다른 쪽에서도 합니다. 다른 손과 다른 발로.

◀ 어느 다리를 천장으로 들어올리기가 더 쉬운지 관찰합니다.

이 모든 동작이 어떻게 다리 뒤와 등 근육을 길게 늘였는지 알아봅니다.

| | |
|---|---|
| 2. ↻ 두 번째의 동작을 반복합니다.<br><br>**등을 대고 누우세요. 두 발을 바닥에 세웁니다.**<br>**손으로 발을 잡는 같은 것을 되풀이 합니다.**<br>그리고 다리를 들어 올리고 내립니다. | ◂ 동작의 질을 점검해보고 어디에서 향상이 있는지 알아봅니다. 아직도 머리를 높이 들어 올릴 필요가 있나요? 머리를 들어 올리지 않고 동작을 하는 것이 가능한가요? |
| 10. 천천히 몸을 옆으로 돌려 일어나 서십시오. | ◂ 이제 자신이 취하고 있는 자세를 주목해 봅니다. 발이 바닥과 어떻게 접촉하고 있는지 고관절의 위치는 어떠한지 느껴봅니다.<br>눈은 좀 더 지평선을 향해 바라보고 있나요? |
| 우리가 굽히는 자세를 많이 했는데도 불구하고 더 나은 기립자세를 갖게 된 것은 흥미롭습니다. | |
| 걷기 시작합니다.<br><br>걸어 다닙니다. | ◂ 걷고 있는 방식을 느껴봅니다. 팔의 동작과 일반적인 기분 상태를 알아봅니다. |
| 이 레슨은 인간의 발달적 동작 레퍼토리에서 나온 기능적 활동에 기초하고 있습니다. | |

1. 손으로 발을 잡는 것

2. 손-눈의 연결과 조합

3. 다리를 머리로 가깝게 가져가기

4. 주동근(agoinst)과 길항근(antagonist)의 조합

5. 중심선을 찾고 중심선으로부터 멀리 움직이기

6. 균형감을 조직화하기 위한 책략을 발전시키기


이러한 발달 동작은 아기들로 하여금 두 발로 설 수 있게 해줍니다. 아마 이를 모두 재 경험함으로써 우리가 쉽게 서 있을 수 있게 도와줄 것입니다.

## 레슨 12

# 옆으로 앉아서 나선형으로 움직여 일어나 서기

| 지시 | |
|---|---|
| 동작을 위한 **초기 자세와 제약** | 주의를 기울이고 감각하기 위하여 |
| **~ 섭니다.** | ◂ 발이 바닥과 이루는 접촉의 종류를 알아봅니다. 어느 발에 더 많은 무게를 두고 있나요? 꼬리뼈에서 머리까지 이르는 등의 길이를 느낍니다. 숨쉴때 어디에서 움직임을 느낄 수 있나요? |
| 1. **앉으세요.**<br><br>**다시 일어섭니다.**<br>**서 있는 상태에서 오른손을 바닥에 둡니다.**<br>그리고 손을 바닥에서 들어 올리지 않고 앉습니다.<br>이를 여러 번 여러 방식으로 해 봅니다. | ◂ 어떻게 앉는 자세로 이동했는지 주목하세요.<br><br>◂ 그리고 어떻게 일어섰는지도 주목하세요. |

이와 같이 학생에게 자발적으로 동작을 해 보라고 지시하면서 레슨을 시작하는 경우가 많습니다. 이것은 학생이 직접 경험을 하고 행위의 상을 갖게 해서 레슨 중이나 후에 비교를 하고 향상을 구분하기 위한 방법입니다.

이런 방식으로 학생들은 동작을 향상시킬 수 있는 실질적인 방식을 학습하면서 레슨 중에 알아차림이 어떻게 일어나는지 느낄 수 있게 됩니다.

2단계에서 5단계까지 이르는 동작의 순서는 거꾸로도 실행할 수 있습니다. 즉 마지막 동작에서 처음 동작으로 돌아오는 것이죠. 이러한 '가역성'의 목적은 우리가 동작을 어떤 지점에서 멈추게 할 수도 있고, 앞으로도 뒤로도 갈 수 있고, 그러면서 각 특정한 단계에서 일어나는 것을 알아차리도록 동작의 질을 습득하는 것입니다.

이것은 기계적이고 반복적인 운동 프로그램에 대한 대안으로서 학생의 신체적 조건과 수행을 향상시키는 한가지 방식입니다.

| | |
|---|---|
| 2. **왼 다리는 앞에 오른 다리는 뒤에 두고 앉습니다. 왼손에 기대고 오른손은 오른 무릎에 올려둡니다.** | |

오른 고관절을 들어 올리고는 다시 낮추세요. 이를 몇 번 반복합니다.

↻ 다른 쪽.

**방향(2)로 앉은 자세에서,**

**양 무릎을 천장을 향해 들어 올려서 다른 쪽으로 내려뜨립니다.**

**오른손을 오른쪽으로 기대 놓고 왼손은 왼 무릎에 올려놓습니다.**

왼 골반을 들어 올리고 내립니다. 이를 몇 번 반복합니다.

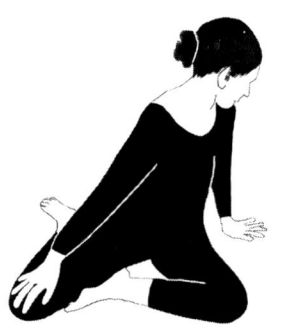

◀ 다른 쪽과 비교하여 골반이 얼마나 높이 올라가나요?

~ 등을 대고 누우세요.

◀ 몸이 바닥 위에서 어떻게 쉬고 있는지 느껴봅니다.

3. **왼 다리는 앞에 오른 다리는 뒤에 두고 옆으로 앉습니다. 왼손을 바닥에 기대둡니다. 오른손은 오른 무릎 위에 둡니다.**

a. 오른손과 오른 무릎을 함께 들어 올려 오른발을 바닥에 세워 놓습니다. 그리고 그 다리를 옆으로 앉는 자세로 다시 가져다 둡니다. 이를 앞뒤로 몇 번 합니다.

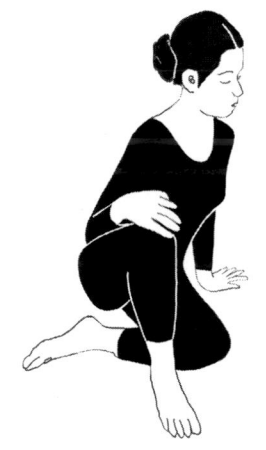

b. 발을 바닥에 세워두는 동안 점차적으로 골반을 들어 올리고는 다시 옆으로 앉는 자세로 돌아옵니다.

c. 세워 둔 발로 왼 무릎을 향해 조금씩 딛어 오른발이 왼 무릎을 넘어 갈 때까지 계속 점차적으로 가져가면, 그 동작으로 오른손을 왼손 쪽에 있는 바닥으로 가져가게 됩니다.

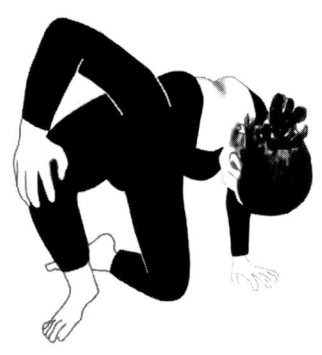

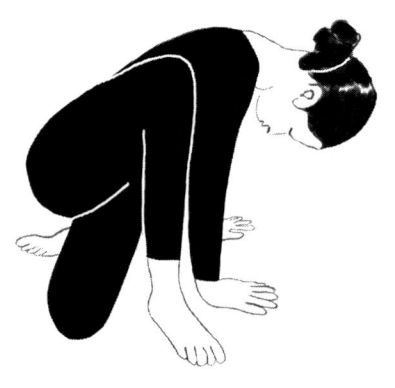

◀ 오른발을 세우기 편한 곳이 어디인가요?
양 발뒤꿈치와 발가락이 바닥과 닿는지 확인합니다(a).

오른 골반이 위로 올라갈 때 그리고 발이 왼 무릎에 가까워질 때 골반과 등에서 회전을 느끼는지 알아봅니다(b).

### 4. 왼손에 기댑니다.

골반을 들어 올리고 왼쪽으로 돌리는 동안 오른손을 왼쪽으로 움직이세요. 머리도 역시 왼쪽으로 아치모양으로 움직입니다. 이런 식으로 왼 무릎과 오른발, 그리고 왼손에 기대는 자세로 될 것입니다.

같은 방식으로 돌아옵니다.

이 모두를 몇 번 앞뒤로 반복하세요.

◀ 오른 어깨가 왼쪽으로 움직이고, 회전하는 움직임에서 그 어깨의 역할에 주목합니다.

들어 올리는 동작은 골반의 회전에서 나옵니다.
오른손에 무게를 두는 것이 도움이 될 것입니다.

3+4 ↻ 다른 쪽:

**오른 다리를 앞에 두고, 왼 다리는 뒤에 두고 옆으로 앉으세요.**

**오른손에 기댑니다.**

**왼손을 왼 무릎에 둡니다. 그리고**

이쪽에서 3번과 4번을 합니다.

↻ 이쪽에서 저쪽으로 순서대로 반복합니다.

### 5. 4번의 끝에 있을 때, 양손에 기대 있는 동안 골반을 왼쪽으로 들어 올리며 돌리고, 왼 발가락들을 달리기 자세처럼 세웁니다.

그리고는 발가락과 바로 밑의 부분을 축으로 하여 돌립니다(담배를 비벼 끄는 것처럼). 양 무릎은 약간 펴질 것이고 골반은 왼쪽 위로 움직일 것입니다.

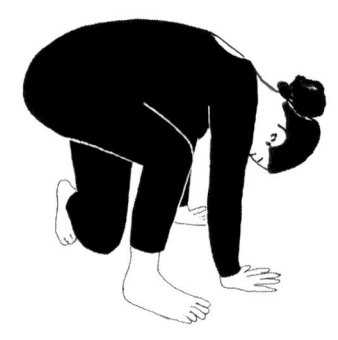

| 머리는 중력에 반응하여 양 팔 사이에서 매달려 있게 합니다. | 골반이 어떻게 다리의 움직임과 함께 돌아가는지 주목하고, 좌골이 어떻게 위로 움직이는지 느낍니다. |

골반이 위로 올라가는 동안 머리는 아래로 내려가면서 척추는 골반에 매달려 중력에 반응하여 길어지는 기회를 갖게 됩니다. 골반을 이런 식으로 들어 올리는 것은 대근육과 골반 뼈가 행위를 돕기 위해 어떻게 가담할 것인지 가르치게 됩니다. 한편, 여러분은 어떻게 등에서의 활동을 줄이고 골반에서 시작하는 동작만으로 반응하여 움직일 수 있는지 배우게 됩니다.

b. 왼 무릎이 오른 다리에 의해서 만들어진 '다리' 밑으로 들어가는 같은 방식으로 되돌아옵니다.

a와 b의 순서를 몇 번 번갈아 반복합니다.

c. a의 계속으로서(b로 되돌아가기 전에), 골반을 들어 올리고 머리가 매달려 있는 동안, 무게는 손과 발에 주고 있는 동안,

자신 쪽으로 손으로 바닥을 쓸어내면서 미끄러지게 움직이며 골반을 계속해서 들어 올립니다.

점차적으로 척추와 등이 펴지게 합니다. 머리는 가장 마지막에 들어 올리게 되고 바르게 서게 될 것입니다.

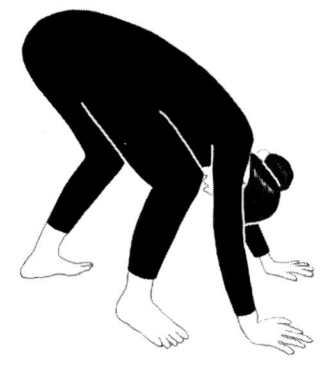

◂ 무게는 발 위로 모두 이동됩니다.

## 6. 서서 -다리 사이에 거리를 유지하고 -

앉는 자세로 돌아옵니다.

오른손을 바닥에 놓습니다.
서 있는 자세로 도달할 때와 같은 방식으로 아래로 움직입니다.

오른 무릎을 왼 무릎 밑으로 가져갑니다.
오른손에 기대어 **앉는 자세**가 될 때까지 동작을 계속합니다(왼 무릎은 세워지고 오른 무릎은 바닥에 뉘어집니다).

이 행위를 반대로 하여 나선형의 방식으로 다시 섭니다.

↻ 이 모든 것을 다른 쪽에서도 해봅니다.
서 있는 자세에서 왼손을 바닥에 놓습니다.

**앉는 자세**로 도달할 때까지 왼 무릎을 오른 무릎 밑으로 계속 가져갑니다(오른 다리는 왼 무릎 위에 있게 됩니다).

이를 거꾸로 하여 **서 있는 자세**로 되돌아옵니다.

↻ 이 나선형의 동작을 이제 한쪽에서 다른 쪽으로 번갈아 합니다.
오른쪽으로 - 왼손이 바닥에 놓이게 하면서
왼쪽으로 - 오른손이 바닥에 놓이게 하면서

세워진 발은 바닥과 접촉을 유지합니다.
몸 전체는 축을 중심으로 나선형의 동작으로 움직입니다.

◀ 손이 앉는 자세로의 동작을 도울 수 있도록 바닥에 손을 놓을 적합한 장소를 찾아봅니다. 동작을 하기 전에는 각기 다른 위치에 두어 볼 수 있지만 실제로 할 때는 그렇게 하지 않습니다.

◀ 한 위치에서 다른 위치로 옮겨 갈 때 마다 - 서 있는 자세에서 앉는 자세로, 앉아 있는 자세에서 서 있는 자세로 - 다른 쪽을 바라보게 되는 것을 주목합니다.

**7. 서 있는 자세를 유지합니다.**

◀ 이 레슨을 시작할 때와 비교하여 이제는 어떻게 서 있습니까?
  - 발이 바닥과 연결되는 감각
  - 양 발 사이의 무게 분할
  - 안정성
  - 등의 길이
  - 손의 위치
  - 그리고 머리의 위치

지평선을 향해 바라보고 있나요?

앉아 있다가 서는 것으로 가는 데는 여러 가지 방식이 있습니다. 이 레슨에서는 마치 '콜크 따게'와 같은 골반의 움직임을 통해 어떻게 한 위치에서 다른 위치로, 공간 속에서 나선형을 그리며 움직일 수 있는지 학습하는 것입니다.

이 전환은 익숙하지 않은 오리엔테이션에서 행해지는데 이것이 가벼움과 민첩성을 발달시켜 줍니다.

나선형의 움직임은 중력의 힘에 대한 저항을 최소한으로 하면서 골반이 공간 속에서 이동하게 해 줍니다.

## 레슨 13

## 의자에 앉아서

| 지시 | |
|---|---|
| 동작을 위한 **초기 자세와 제약** | 주의를 기울이고 감각하기 위하여 |
| 의자 뒤에 가깝게 기대어 앉습니다. | ◀ 무엇이 편안하고 무엇이 편안하지 않은지 알아봅니다. 더 편안해지기 위해서 무엇을 바꾸고 싶은지요? |
| **1. 의자 앞으로 나와 앉으세요. 손은 무릎 위에 올려 둡니다.**<br><br>이제 두 손을 바닥을 향해 내려뜨립니다. | ◀ 손을 얼마나 많이 아래로 내려뜨리나요? 등의 어느 부분이 굽혀지고 어느 부분이 그렇지 않은가요? |
| **2. 오른 발목을 왼 무릎 위에 놓으세요. 그리고 오른 다리를 밑에서부터 양손으로 잡으세요.**<br><br>이제 그 다리를 들어 올리고(아기 안은 것처럼) 내립니다.<br><br>다리를 들어 올리고 내리기를 몇 번 반복합니다.<br><br>**양손을 다리 아래로 좀 더 움직여 가지고 가서 이제 양 팔뚝으로 다리를 받칩니다.**<br><br>팔뚝으로 다리를 들어 올린 후 오른쪽으로 왼쪽으로 움직입니다. | ◀ 의자 위에서 골반의 접촉 지점이 변하는가요? 골반의 어느 부분이 지금 의자에 닿고 있나요?<br><br>◀ 굽힘이 생기는 곳을 어디에서 감각하나요? 움직이고 있는 동안 숨을 쉬고 있나요? |

| | 어느 쪽으로 다리를 움직이는 것이 더 쉬운가요? |
|---|---|
| ~ 뒤로 움직여 의자에 기대 앉습니다. | ◂ 골반이 의자와 만드는 접촉감과 오른쪽과 왼쪽의 차이를 알아봅니다. |
| 2. ↻ 다른 쪽, 왼 발목을 오른 다리 위에 두고<br><br>3. 의자 앞 쪽에 앉아 오른 발목을 왼 무릎 위에 두고 양손을 다리 위에 올려 둡니다.<br><br>양손을 다리 너머로 바닥을 향해 미끄러뜨려 내립니다.<br><br>↻ 다른 쪽<br><br>왼 발목을 오른 무릎 위에 두고, 양손을 다리 위로 놓고,<br><br>양손을 바닥으로 미끄러뜨려 내립니다. | 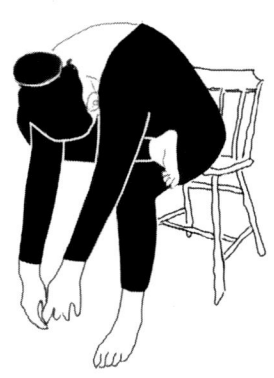<br><br>◂ 어깨와 손이 중력의 끌림에 반응하게 합니다.<br><br>어느 다리에서 움직임을 하는 것이 더 쉽고, 움직임이 더 큰 쪽이 어디인가요? |
| 다리와 관련하여 손의 위치를 바꾸는 것은 잘 움직이지 않는 척추와 늑골과 골반의 부분들에서 움직임을 '강요'합니다. ||
| 4. 오른 발목을 왼 무릎 위에 두고,<br><br>a. 양손으로 왼 다리의 바깥 쪽을 허벅지에서 발뒤꿈치까지 가볍게 톡톡 두들겨 주고 같은 방식으로 되돌아 올라갑니다.<br><br>b. 이를 다리 안쪽 부분에도 해주고 같은 방식으로 되돌아 올라갑니다. | ◂ 몸통 움직임의 결과로서 손의 움직임이 중력의 힘에 반응할 수 있나요?<br><br>◂ 쇄골과 흉골에 있는 관절에서 움직임을 느낄 수 있습니까? |

c. 양손으로 다리의 바깥 부분을 두드리며 내려가고, 다시 안쪽 부분을 따라 위로 돌아옵니다.

이렇게 둥그렇게 돌려가는 움직임으로 두들겨 줍니다. 이제 움직임의 방향을 바꾸어 즉 안쪽 부분에서 시작하여 아래로 움직이고 다시 바깥을 따라 돌아옵니다.

◂ 원을 그리며 두들겨 주는 움직임에 몸의 어떤 부분들이 가담하고 있는지 주목해 봅니다.

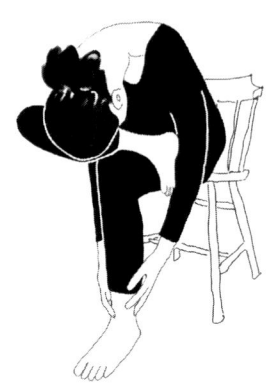

~ 뒤로 물러 앉아 의자 뒤에 기댑니다.

◂ 양쪽을 비교합니다.

4. ↻ 다른 쪽 :

**왼 발목을 오른 무릎 위에 두고**

양손으로 오른 다리를 한 방향으로 둥그렇게 두들겨 줍니다.

원의 방향을 바꾸어 움직여줍니다.

◂ 어느 쪽이 쉬운가요?

어느 쪽에서 몸통과 견갑대가 보다 쉽게 움직임에 반응하나요?

5. 의자 앞으로 나와 앉으세요.

**왼 무릎 위에 오른 발목을 올려 놓습니다.**

a. 한 손을 오른 다리에 의해 만들어진 '고리' 속에 집어넣고, 왼 다리를 앞과 뒤에서 톡톡 두들기며 쉽게 할 수 있는 만큼 멀리 내려갑니다.

b. 이를 다른 손으로 합니다.

c. 더 쉽게 움직임을 할 수 있게 한 손을 '고리' 속으로 넣고는,

한 손은 '고리' 안 쪽에서 다른 손은 바깥에서 양손으로 다리를 톡톡 두들겨 줍니다.

↻ **왼 발목을 오른 무릎 위에 두고** 이 모든 것을 다른 쪽에서 합니다.

◂ 움직임의 결과로서 척추에서 더 혹은 (덜한) 움직임이 있는가요?

◂ 어느 손이 더 쉽게 움직이나요?

왜죠?

◂ 어느 쪽이 더 쉬운가요?

손으로 다리를 만지는 것은 굽히는 행위를 향상시키고, (고유수용감각체계를 제공하여) 감각을 자극시켜 자신에 대한 지각을 확장시킵니다.

| | |
|---|---|
| 6. 뒤로 끝까지 가서 앉아,<br><br>**오른발을 의자 위에 올려 두고, 오른 무릎을 오른손으로 잡고, 왼손으로는 오른 발목을 잡으세요.**<br><br>그리고 무릎으로 공중에서 원을 그립니다.<br><br>원의 방향을 바꿉니다.<br><br>↻ **이제 왼발을 의자에 올려 두고 이쪽에서 원을 그립니다.** | ◂ 무릎으로 원을 그리는 것이 골반의 움직임에 어떻게 영향을 주는지 알아봅니다.<br>◂ 차이가 있습니까? 어디에서? |

골반의 움직임은 무릎의 움직임의 결과로서 발생하고, 골반의 무게가 의자 위에서 변하는 것을 느낄 수 있습니다.

골반의 움직임에 대한 자각은 무릎의 움직임에 피드백을 제공하여 무릎으로 원을 그리는 통로의 형성을 도와줄 수 있습니다.

| | |
|---|---|
| ~ **뒤로 쭉 가서 의자 뒤에 기대어 앉으세요.** | ◂ 가슴에서, 늑골에서, 배에서의 호흡에 주목하세요. 레슨 시작할 때와 비교하여 이제 더 편안한가요? |
| 7. **의자 앞으로 나와 앉으세요.**<br><br>**양 발을 바닥에 둡니다.**<br><br><br><br>a. 양손을 허벅지 위에 놓고 다리를 따라 바닥 쪽으로(자신 앞으로) 골반이 들릴 때까지 두 손을 미끄러뜨리고는 다시 앉는 자세로 돌아옵니다.<br><br>b. 골반이 들어 올려진 이 자세에서 돌아올 때는 의자 왼쪽에 골반의 오른쪽만 올려둡니다.<br>이를 몇 번 반복한 후에 - | 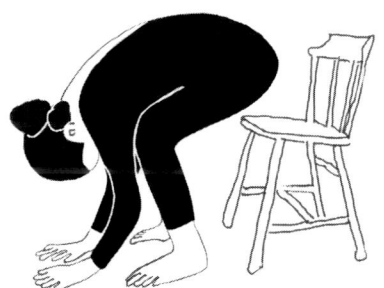<br><br>◂ 무게가 어떻게 발로 이동되는지, 언제 정확히 골반이 들리는지 느낍니다.<br><br>◂ 골반의 반은 의자에 다른 반은 의자 밖에 나와 있습니다. |

c. ↻ 돌아와서 의자 오른쪽에 골반의 왼쪽만 올려둡니다.

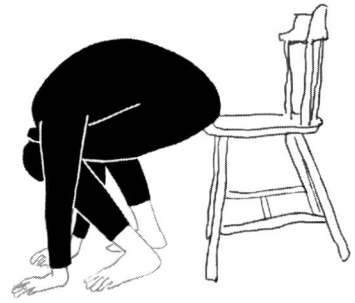

↻ 이를 이쪽에서 저쪽으로 번갈아 합니다.

◀ 골반을 한쪽으로 움직이는 것이 전체 몸통을 움직임에 가담하도록 밀어붙이는지 살펴봅니다.

어떤 종류의 움직임이 몸통에서, 늑골에서, 머리에서 일어나고 있습니까?

속도를 증가시킵니다.

◀ 몸이 저절로 그에 따라서 조직화되는 것을 허용하십시오.

~ 편안하게 뒤로 기대어 앉으세요.

8. 의자 앞으로 나오세요.

 **발을 바닥에 세우세요.**

오른 무릎을 왼쪽으로 그리고 아래로 움직여 무릎이 바닥에 거의 닿을 때까지 가십시오. 골반의 한 쪽이 의자에서 들어 올려지고 다른 쪽(왼쪽)은 의자에 남아있습니다.

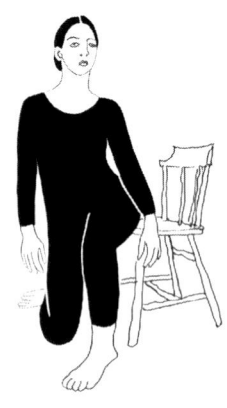

↻ 이를 다른 다리를 가지고 다른 쪽으로 하십시오.

◀ 어떤 종류의 움직임을 골반에서 하고 있습니까?

바라보고 있는 방향이 변합니까? 왜죠?

몸통의 양 늑골에서 어떤 일이 일어나고 있나요?

어느 쪽에서 굽힘이 일어나고 어느 쪽에서 확장이 일어나는가요?

↻ 이를 **이쪽저쪽으로** 번갈아 하십시오.

◀ 자신이 마치 춤을 추는 것처럼 움직인다고 상상하십시오.

↻ 어떤 향상이라도 있는지 보기 위해 반복합니다.

**1. 의자 앞으로 나와 앉으세요.**

손이 무릎 사이에서 바닥을 향해 내려가게 합니다.

◀ 레슨을 시작할 때와 비교하여 지금 손이 얼마나 더 멀리 내려갑니까?

손 전체가 바닥에 닿을 수 있습니까?

지금 등의 어느부분이 굽힘에 참여하고 있나요?

아래로 굽히는 것이 더 쉬운가요?

**2. 오른 발목을 왼 무릎 위에 두고 양 팔뚝을 오른 다리 아래로 집어넣으세요.**

다리를 들어 올리고 내립니다.

◀ 레슨 시작할 때와 비교하여 지금은 다리를 들어 올리는 것이 더 쉬워졌는지 아닌지 알아봅니다.

**뒤로 가서 기대어 앉습니다.**

◀ 의자가 더 편안해 졌습니까?

---

효율적인 몸통 굽힘의 생명공학은 일의 분배가 전체 척추를 따라 모든 관절에 골고루 점차적으로 분산되는 것뿐만 아니라 골반과 엉덩이에 움직임의 자유가 있어야 합니다.

대부분의 사람들은 다른 것이 아닌 어떤 특정 부분들을 사용하려는 습관이 있습니다. 이는 보다 능동적인 부분들에 의해 수행되는 작업에 불균형을 초래하며, 흔히 이들 영역에 피로와 손상을 일으키는 원인이 됩니다.

이 레슨에서는 손과 앉는 자세를 바꿈으로써 처음에 움직임에 가담하지 않았던 부분들이 어떻게 가담할 수 있게 되는지 배울 수 있는 기회를 제공합니다.

이 레슨은 또한 습관적 긴장을 어떻게 내려놓을지에 대한 방법을 배울 수 있게 해 줍니다. 하중 분배 방법을 향상시키는 학습은 앉은 자세에서 앞으로 굽히거나 옆으로 굽히는 것, 즉 양말과 신발을 신는 것 등 많은 행위에서 더 좋은 균형감을 획득할 수 있도록 도울 것입니다.

## 레슨 14

## 여러 자세에서 숨쉬기

| 지시 | |
|---|---|
| 동작을 위한 **초기 자세와 제약** | 주의를 기울이고 감각하기 위하여 |
| **~ 등을 대고 누우세요.** | ◂ 어디에서 호흡이 자연스럽게 일어나는지 살펴봅니다. 방해 없이 즉, 보통보다 더 많이 들이 마시거나 내쉬지 말고 숨을 관찰하세요.<br><br>코로 들이마시세요.<br>콧구멍에서부터 기도를 따라 폐까지 쭉 이어지는 공기 움직임의 통로를 따라 가세요.<br><br>어디에서 움직임이 더 많이 일어나는지 알아봅니다. 위 늑골에서? 아래 늑골에서? 횡격막에서? |
| 1. 엎드려 누우세요.<br><br>**왼 무릎과 왼 팔꿈치를 바닥에 옆으로 굽혀두고, 오른팔을 바닥에 길게 놓아 머리를 그 위에 놓으세요.**<br><br>그리고 이 자세에서 숨을 들이마십니다.<br><br>들숨의 길이를 세기 위해 오른 손가락으로 바닥을 톡톡 두드립니다.<br><br>호흡 과정을 네 단계로 나누세요.<br>들숨/멈춤/날숨/멈춤<br><br>각 단계에서 수를 세어(편한 정도) 숨의 길이를 알아봅니다. | ◂ 왼 허파가 어떻게 확장하는지 알아봅니다. 얼마큼 확장을 느낄 수 있나요(위로 그리고 아래로)?<br><br>◂ 입술과 입을 움직이지 말고 들숨과 날숨을 셉니다.<br><br>◂ 늑골과 횡격막을 과장되게 움직이지는 마세요. |

| | |
|---|---|
| 2. 같은 자세에서 – 천장을 향해 왼손을 들어 올리고 그 손을 바라보세요. | ◀ 팔에서 긴장을 없애면 그 무게를 느낄 수 있을 것입니다. |
| 이 자세에서 4단계 호흡을 합니다. | |
| 점차적으로 왼 견갑골이 늑골 위로 미끄러지면서 바닥의 방향으로 내려가게 합니다(팔은 천장을 향해 곧 바로 펴 있습니다). | ◀ 바닥을 향해 머리를 내려뜨릴 수 있습니다. 늑골에서 흉골로, 쇄골로, 그리고 어깨까지 모두 따라서 연결되는 관절들에서 움직임이 있는지 주목하세요. |
| 왼 무릎을 바닥에 둔 체 이 모든 과정을 반복합니다. | ◀ 몸의 윗부분에서 회전이 일어납니다.<br>머리는 회전으로 인해 바닥을 향해 내려갑니다. |
| ~ 등을 대고 누우세요. | ◀ 왼쪽과 오른쪽의 차이를 크기와 폭에서 느껴봅시다. |

한 쪽에서 작업을 한 후에 다른 쪽에서 작업을 하면 – 더 밀접하게 많이 관찰할 수 있고 더 많은 세부사항을 알게 됩니다.

| | |
|---|---|
| 1. ↻ 다른 쪽:<br><br>엎드려 누우세요.<br><br>오른팔과 무릎을 굽혀 바닥에 둡니다.<br><br>왼팔을 바닥 위로 들어 올려 머리를 그 위에 둡니다. | ◀ 몸의 어느 부분에서이건 긴장을 느끼면 그리로 향해 숨을 쉬세요. |
| 4단계 동안에 호흡 세기를 합니다. | ◀ 들숨을 멈추고 있는 동안 – 어떤 근육이 활성화됩니까?<br>날숨을 멈추고 있는 동안은 어떤 근육이 활성화됩니까?<br>숨을 내쉴 때 – 폐가 줄어들고 늑골에서 멀어져 간다고 상상할 수 있나요? |
| 2. ↻ 다른 쪽:<br><br>같은 자세에서 천장을 향해 오른팔을 들어 올리세요. | ◀ 이 자세는 늑골 윗부분과 폐의 윗부분을 더 확장시켜 움직이게 합니다. |

팔을 위로 바닥에서 직각으로 똑바로 들어 올리는 동안 중력이 작용하게 하여 견갑골이 바닥의 방향으로 가라앉게 합니다.

↻ 4단계 호흡을 반복합니다.

◂ 머리 뒤는 바닥으로 가라앉고 손을 계속 바라봅니다.

◂ 이 자세는 늑골 위의 움직임과 폐 윗부분을 더 확장하게 해 줍니다.

~ 등을 대고 누우세요.

자세를 바꾸면 호흡을 계속하기 위하여 가슴의 다른 부분들이 확장하고 수축하도록 자극시켜 줍니다.

이는 또한 어떤 부분은 항상 덜 활동적이어서 잘 인식되지 않는다는 것을 알게 해 줍니다.

3. 등 대고 누우세요.

**두 발을 바닥에 세웁니다.**

**손가락을 깍지 끼고 머리 뒤에 받칩니다.**

**팔꿈치를 서로의 방향으로 가져오면서 머리를 들어 올려 무릎 사이를 바라볼 수 있게 하고 거기에 머무르세요. 이 자세에서 -**

4단계 호흡을 합니다.

들이 마시고 숨을 멈춥니다.

내 쉬고 숨을 멈춥니다.

◂ 앞에 있는 늑골이 얼마나 서로 가깝게 움직이고 있는지, 그리고 뒤에서는 서로 멀어지고 있는지 알아봅니다.

◂ 횡격막은 얼마나 높이 올라갈 수 있습니까?
어디에서 공기를 더 잘 취하고 있는지 - 앞에서 혹은 뒤에서?

◂ 숨을 내쉴 때 -
늑골은 아래로 움직이고 머리를 받치고 있는 손의 긴장은 줄어들 수 있어서, 견갑골을 내려놓게 되어 아래로 가라앉게 해줍니다.

| | |
|---|---|
| **4. 두 무릎과 팔꿈치와 팔뚝을 딛고 섭니다.**<br><br>**이마를 바닥에 올려 두세요.**<br><br>골반을 앞으로, 머리 쪽으로 움직이세요.<br><br>그러고는 뒤로, 발뒤꿈치 쪽으로 움직이세요.<br><br>이렇게 앞으로 뒤로 몇 번 합니다. | ◂ 골반의 움직임은 머리가 이마에서 뒤통수 쪽으로 바닥에서 구르게 합니다.<br><br>◂ 머리는 두개골에서 이마로 구릅니다.<br><br>◂ 어떻게 무게를 앞으로 그리고 뒤로 이동하는지 주의를 기울여보세요. |
| ~ 앉아서 쉽니다. | ◂ 앉거나 누워서 쉴 수 있습니다. |
| **5. 손과 무릎, 네 개의 지점으로 서세요.**<br><br>숨을 들이 마십니다. 들이 쉬면서 - 골반을 앞으로 움직이며 앞을 봅니다.<br>거기에 머무르며 공기를 안에 담고 있으세요.<br><br>내 쉬세요. 내 쉬면서 골반을 뒤로, 발뒤꿈치 쪽으로 움직이세요. | 머리는 - 공중에<br><br><br><br>◂ 머리는 치골을 향해 아래로 내려갈 것입니다. |

이 자세에서의 동작은 중력의 장에서 서로 다른 오리엔테이션에서 몸의 다른 부분들을 활성화시키는 것을 제외하고는 3단계의 동작(누운 자세에서 굽히는 것)과 유사합니다.

네 지점으로 설 때 원위부는 -다리와 팔(4단계에서는 머리도 포함) - 고정된 위치에 머물게 됩니다. 반면 몸통에 있는 근위부는 더 자유롭게 움직이고 더 완전하게 숨을 쉬게 됩니다.

| | |
|---|---|
| ~ 등을 대고 누우세요. | ◂ 숨을 쉬고 있는 방식을 주목하세요.<br>아마도 '멈춤'없이 숨을 들이 마시고, 날숨이 들숨의 끝에 바로 일어날 수 있다는 것을 발견할 것입니다.<br>호흡은 내부 기관의 팽창으로 일어납니다. 입술의 움직임은 호흡에는 소음이 되어 불필요한 것입니다. 이는 실제로 공기의 흐름을 막습니다. |

| | |
|---|---|
| **6. 앉으세요. 발을 바닥에 세우세요.**<br><br>　**팔로 무릎을 감싸 안으세요.**<br><br>　**머리를 아래로 기울이고-**<br><br>4단계의 호흡을 반복합니다.<br><br>**팔의 위치를 바꾸어** 4단계의 호흡을 반복합니다. | ◀ 발에서, 어깨에서, 그리고 손에서의 긴장을 줄이세요.<br><br>◀ (가장 아래에 있는) 부유 늑골이 어떻게 서로 분리되고 요추에서 움직임을 만들어내는지 알 수 있습니까? |
| 각각의 자세에서 내부 기관 - 비장, 간, 창자 등은 더 많은 공간과 운동성을 갖게 됩니다. ||
| **7. 일어섭니다.**<br><br>걸어 다니세요. | ◀ 이 레슨이 자신의 자세에 준 영향을 알아봅니다. 내부 공간, 크기, 폭 그리고 길이에 주의를 기울이세요.<br><br>　이 레슨이 얼굴에, 입에, 그리고 눈에 어떤 영향이라도 주었나요?<br><br>◀ 이 느낌을 걸음에 머무르게 할 수 있습니까? 이 느낌을 하루종일 기억하도록 하세요.<br><br>　자신이 새로운 자각에 주의를 더 기울이면 기울일수록, 그 자각은 당신의 시스템에 더 깊게 스며들 것입니다. |

모세 펠든크라이스는 숨 쉬는데 어떤 '바른' 방식도 없다고 주장합니다. 대신 각 상황에서 각기 기능적인 활동으로 유기체가 그 상황에 맞추어 적응하게 한다고 제안하였습니다. (숨 쉬는 동안) 척추의 가동성과 근육의 조직화 또한 활동과 상황에 따라서 기능합니다.

예를 들면, 달릴 때의 호흡은 네 지점으로 서 있는 동안의 호흡과는 서로 다른 조직화를 필요로 합니다. 불안한 상태에서의 호흡은 행복한 상태에서의 호흡과 다릅니다.

골격의 가동성과 근육톤은 호흡의 질에 영향을 줍니다.

호흡을 멈추는 것은 동작을 늦추고 경우에 따라서는 움직임이 일어나는 것을 막을 수 있습니다. 이러한 '멈춤'은 사람에 따라 다르겠지만 흔히 일어나는 현상입니다. 각 사람은 그 자신 만의 호흡 습관을 가지고 있습니다.

이 레슨에서의 목적은 :

1. 호흡 멈춤의 존재를 관찰하는 것

2. 자신의 호흡 습관을 인식하고, 들숨이나 날숨에서 호흡 멈춤을 할당해 보는 것

3. 호흡의 기능에 가담할 수 있는 여러 요소들을 밝혀내고 그들을 활성화시키는 것

4. 서로 다른 오리엔테이션에서, 제약을 달리하여 호흡을 경험하는 것

호흡 과정 :

호흡은 하나의 반사입니다. 의지적으로 호흡을 활성화시키는 것은 단지 어느 만큼만 가능합니다.

호흡반사 중추는 뇌의 연수 부위에 위치하고 있습니다.

이 중추는 수축을 하라고 횡격막에 명령을 보냅니다.

이들 명령을 다루는데 관여하는 요인은 어떤 때이건 혈액 속에 포함된 이산화탄소($CO_2$)의 비율입니다.

혈액 속의 $CO_2$ 과잉은 연수를 자극하여 횡격막을 수축시키라고 명령을 내립니다. 횡격막이 수축하여 아래로 내려가면 흉곽의 폭은 증가하고 그 안의 공기압은 감소합니다. 안으로 바깥으로 공기압을 평형화시키려는 경향은 공기가 바깥에서 폐 속으로 흘러 들어가도록 하는데 이것이 들숨을 일으키는 것이지요.

공기가 폐 안으로 들어가면 혈액 속의 산소 밀집도는 증가하고 횡격막을 수축하라는 명령은 취소됩니다. 근육은 느슨하게 되고 공기는 밖으로 나와 날 숨을 쉬게 합니다. 연수에 의한 명령으로 폐의 부피는 증가하고 감소하지만 공기 압력을 균등하게 하려는 결과로서 공기는 들어가고 나옵니다.

완전한 호흡은 복부 근육을 내려놓을 수 있게 되어 횡격막을 수축시키고 아래로 자유롭게 움직이도록 함으로서 경험할 수 있습니다. 그러면 늑골의 움직임이 증가되어 폐의 부피를 완전히 팽창시킬 수 있게 되어 완전한 들숨과 점진적인 날숨을 만들어 낼 수 있게 됩니다.

자신의 호흡 멈춤 패턴을 관찰하고 인식하는 것은 이 레슨을 통해서 발달됩니다. 호흡 패턴의 인식은 해로운 습관의 빈도를 줄이고, 자발적인 호흡 사이클을 경험하게 하는 하나의 방법입니다.

움직이거나 쉴 때의 호흡의 자유로움은 보다 조화로운 존재의 상태로 이끌어줍니다.

# 레슨 15

# 소리 내기와 말하기

| 지시 | |
|---|---|
| 동작을 위한 **초기 자세와 제약** | 주의를 기울이고 감각하기 위하여 |
| **1. 편하게 앉으세요.**<br><br>1부터 시작해서 멈추지 말고 숫자를 크게 셉니다.<br>속삭이지 마세요. 커다란 소리로 셉니다. | ◀ 자신이 만드는 소리를 들어보세요.<br>   소리를 내는 동안 긴장하지 마세요.<br>   한 번의 호흡으로 어느 숫자까지 도달했는지 알아둡니다. |
| **2. 앉아서.**<br><br>   **입을 편안한 만큼 벌리세요.**<br><br>바로 지금 가능한 만큼 가장 깊은 저음을 내보내세요.<br><br>이를 몇 번 반복하세요.<br><br>매번 조금씩 더 길게 소리를 내세요.<br><br>이제 높은 음을 내세요. | ◀ 입을 얼마나 벌리는지 알아보세요.<br><br>◀ 소리를 낼 때 혀가 어디에 있습니까?<br>   소리의 공명을 어디에서 느끼고 있나요?<br><br>◀ 소리가 얼마나 긴가요?<br><br>◀ 자신이 만든 소리에 귀를 기울여서 레슨 끝에 비교하기 위해 이를 기억 속에 저장해 두세요. |
| **3. 등 대고 누우세요.**<br><br>   **두 발을 바닥에 세우고, 입을 벌립니다.**<br><br>그리고 이 자세에서 깊은 저음을 내 봅니다.<br><br>이를 몇 번 합니다.<br><br>때때로, 소리를 더 길게 내세요.<br><br>이제 높은 음을 내세요. | ◀ 앉아있을 때 만든 소리와 누어서 만든 소리를 비교하세요.<br>   등이 바닥과 닿고 있어서 소리를 변화시키나요?<br><br>◀ 소리의 길이와 질에 주목하세요.<br><br>◀ 누워있는 동안 나오는 높은 음의 질의 차이에 귀를 기울이세요. |

| | |
|---|---|
| **4. 두 발을 바닥에 세우고 계속 누어있으면서, 이번에는 입을 다물고,** | |
| a. 깊고 낮은 소리를 만들어 내고(배의 호른 소리처럼), 그리고는 높은 음을 만들어 냅니다. | ◀ 코에서 그 영향을 느낄 수 있는가요? |
| b. **오른 콧구멍을 오른 손가락으로 막고** 깊은 소리를 몇 번 냅니다. | ◀ 소리의 질에 주목하세요. 소리의 공명을 어디에서 느낄 수 있나요? 코에서? 가슴에서? 목구멍에서? |
| c. **왼 콧구멍을 왼 손가락으로 막고** 깊은 소리를 냅니다. b와 c를 번갈아 합니다. | ◀ 소리에 귀를 기울이고 차이를 알아보세요. |
| d. **콧구멍을 번갈아 막으면서** 이번에는 높은 음을 냅니다. 이를 몇 번 합니다. | ◀ 소리의 출처가 코의 윗부분, 이마로부터 나온다고 상상하세요. |
| e. **콧구멍을 번갈아 바꾸면서** 높은 음에서 낮은 음으로 바꾸어가면서 합니다. | ◀ 깊은 소리의 출처는 어디인가요? |
| **5. 등 대고 누워서 다리를 펴고 눈을 감으세요.** 그리고 감각과 느낌을 사용하여 두개골의 구조를 살핍니다. | ◀ '내부의 눈'으로 두개골의 내부 공간을 점검하세요.<br> – 안와의 크기와 위치<br> – 콧구멍의 공간, 구강, 귀 속 공간<br> – 눈의 공간에서 귀의 공간까지의 거리<br> – 입 가장자리에서 귀까지의 거리 |

◀ 이제 두개골 자체 :
  - 두개골의 크기와 형태
  - 이마 뼈의 크기와 두께
  - 볼 뼈(느낄 수 있음)
  - 이마와 턱 간의 거리는 얼마나 됩니까?
  - 턱 관절은 어디에 위치하나요?
  - 입에서의 과도한 긴장을 줄일 수 있나요?
    (이와 입술을 굳게 닫을 필요가 없습니다.
    둘 사이의 공간을 살짝 떼어 놓는 게 바람직합니다.

서 있는 자세에서 턱 근육은 보통 중력에 대한 반작용을 하고 입은 닫고 있게 됩니다. 많은 사람들은 턱 근육을 불필요하게 조이고, 어떤 사람은 잘 때조차 이 압력을 유지합니다. 턱을 둘러싼 긴장은 치아, 씹는 것, 말하기 그리고 호흡에 어려움을 초래할 수 있고, 일반적인 안녕감에 부정적인 영향을 줍니다. 턱과 얼굴의 상세한 부분들을 명확히 하는 것은 불필요한 긴장을 알아챌 수 있게끔 도울 것입니다.

**6. 앉으세요.**

a. 다음과 같이 잘 알고 있는 소절을 말합니다.

"반짝 반짝 작은 별, 아름답게 비추네."

◀ 이 문장은 중립적이기 때문에 레슨에서 사용하기가 적당합니다. 이 문장은 전달 문구나 어떤 특징을 가진 것도 아니고, 여러 모음과 자음을 포함하고 있으며 두 개의 분리된 소절로 나누어집니다.

b. **이를 악물고** 턱을 움직이지 말고 단지 입술과 혀로만 이 소절을 말합니다.

c. **입을 다물고** 혀와 턱으로만 이 문장을 말합니다.

◀ 문장의 리듬에, 허밍에, 호흡에 주의를 기울이세요.

d. **입을 다물고 턱을 벌린 채** 이 말을 생각하세요. 실제로는 말하지 말고 그 문장을 허밍만 하세요.

◀ 억양에 귀를 기울이고, 소리 없이 말하는 것에 귀를 기울이세요.

a. ↻ 다시 그 문장을 간단히 말하세요.

◀ 문장이 처음보다 지금 더 명확합니까?

|  |  |
|---|---|
|  | 지금은 어떻게 소리를 내고 있는지 알아보세요. |
|  | 두 줄 사이의 전환은 어떻게 들립니까? |
|  | 입을, 혀를, 이를 어떻게 사용하는지 살펴보세요. |
|  | 그런 발성 행위의 느낌을 자신의 기억 속에 저장할 수 있습니까? |
| ~ 등 대고 누우세요. | ◀ 누워있는 방식에서 우리가 한 것의 효과를 알아봅니다. |
|  | 관심을 입에, 턱 관절에, 혀를 '잡고'있는 것에, 콧구멍에, 눈의 공간에, 귀의 공간에, 늑골의 공간에, 호흡에 관심을 옮겨 보세요. |
| **7. 앉는 자세로 다시 돌아오세요.**<br><br>그리고 숫자 1에서부터 연속해서 세어나가세요. | ◀ 한 번의 숨에 얼마나 셀 수 있는지 보세요. |
| 깊은 소리를 내세요. | ◀ 지금은 소리가 얼마나 깊은가요?<br>소리 내기가 쉬워졌나요?<br><br>전 과정이 이제 친숙해졌습니까?<br>아마도 덜 이상한가요? |
| 높은 소리를 내세요. | ◀ 높은 소리가 좀 더 높나요? 깨끗한가요? |
| **8. 일어서세요.**<br><br>그리고 걷기 시작합니다.<br><br>걸으면서 숫자를 세기 시작합니다.<br><br><br><br>계속해서 세면서, 몇 발자국 앞으로, 몇 발자국 뒤로 걷습니다. | ◀ 각 발걸음 마다 한 개의 숫자를 세나요?<br>아니면 한 걸음에 두 개의 숫자를?<br>(두 가지 중 하나씩 번갈아가며 해보세요)<br><br>말의 움직임과 리듬 간의 조합을 주목하세요. |

소리를 내는 것과 말을 하는 것은 입술, 혀, 소리 코드, 그리고 호흡과 몸의 나머지 부분들 간의 협응을 필요로 합니다.

이들 각각의 요소들 간에 협응이 부족하면 다음과 같은 장애를 일으킬 수 있습니다:

- 소리 코드에서의 증가된 압력(쉰 목소리를 내게 함), 혈관에서, 그리고 목 근육에서 증가된 압력

- 꽉 다문 입술과 턱

- 불명확한 말

- 호흡 주기의 장애 등

소리내기를 향상시키는 것은 신체적 행동과 말의 조직화에 긍정적으로 영향을 주며, 과도한 긴장을 감소시켜서 전체적인 자기상을 향상시킬 것입니다.

다음의 레슨 16번 "팔 늘이기"는 이 레슨 전에 할 수 있고, 소리를 내는데 필요한 횡격막과 늑골에 대한 준비라고 할 수 있습니다.

이 두 레슨은 바꾸어 해볼 수도 있습니다(레슨 16의 코멘트를 볼 것).

## 레슨 16

## 바로 누워서 팔을 길게 늘이기

| 지시 | |
|---|---|
| 동작을 위한 **초기 자세와 제약** | 주의를 기울이고 감각하기 위하여 |
| 1. 등을 대고 누우세요.<br><br>두 발을 바닥에 세웁니다.<br><br>두 팔을 머리 위 바닥에 놓습니다.<br><br>a. **손가락을 깍지 끼고**(머리 위, 바닥 위에서) 머리에서 멀리 가도록 움직여 줍니다.<br><br><br><br>그리고는 머리로 가깝게 가져옵니다.<br><br>b. **왼 다리를 길게 폅니다**(오른발은 세워두고).<br><br>왼팔을 머리 가까이 대각선의 위치에 둡니다.<br><br>오른 고관절을 들어 올리고 내립니다.<br>몇 번 올리고 내립니다. | ◂ 척추에는 24개의 척추 마디가 있습니다. 어떤 척추 마디가 바닥과 접촉하고 있다고 느끼는지요?<br><br>◂ 편안한 만큼만 팔을 보내세요.<br><br>어떤 것도 변화시키지 마세요.<br><br>그것이 어떤 것이건 주목하고 수용하세요. 팔과 팔꿈치는 머리에서 얼마나 떨어져 있나요?<br><br>팔꿈치는 굽혀져 있나요 아니면 펴져 있나요?<br><br>◂ 머리로부터 팔을 멀리 움직이면서 팔을 얼마나 펼 수 있는지 주목하세요.<br><br>스트레칭하지 말고 깍지 낀 손가락에 힘을 주지도 마세요.<br><br>손의 움직임이 몸으로 얼마나 멀리 반향을 일으키는지요?<br><br>◂ 언제 숨을 들이마시는지 – 손을 머리에서 멀리 움직일 때인지 혹은 머리로 가깝게 가져올 때인지요.<br><br>◂ 고관절을 들어 올릴 때 등에 너무 아치를 만들지 말고 허리에 어떤 압력도 가하지 마세요. |

| | |
|---|---|
| 고관절을 들어 올리면서 그 움직임이 왼팔을 늘이기 위해 늑골을 지나 왼 견갑골로 향하게 하십시오. | ◀ 움직임을 그렇게 향하면 요추는 들어 올려지지 않고 오히려 가라앉을 것입니다. |
| **~ 다리를 펴고, 팔을 내리고 쉽니다.** | ◀ 고관절에서 그리고 각 다리와 팔에서 발생한- 양쪽의 차이를 주목 하세요 |
| 1b. ↻ 다른 쪽:<br><br>**왼발을 바닥에 세우고(오른 다리는 펴두고), 오른팔을 바닥에 대각선이 되게 놓습니다.**<br><br>왼발을 누르면서 왼 고관절을 들어 올리고 내립니다.<br><br>이를 몇 번 반복합니다. | ◀ 고관절을 들어 올릴 때 골반의 움직임이 흉곽의 움직임에 어떤 영향을 주고 있나요?<br><br>오른팔을 늘이기 위하여 왼발의 움직임을 오른 견갑골 쪽으로 향하고 있습니까? |

팔이 머리 위, 바닥에서 쉬고 있는 동안, 고관절을 들어 올리는 것은 견갑대와 관계하여 골반의 움직임을 일으키고, 이것이 팔을 늘이는 것에 영향을 줍니다. 일상생활에서 팔은 몸과 관련하여 움직이지만 여기서는 몸이 팔과 관련하여 움직입니다. 다른 말로 근위부가 원위부에 관련하여 움직이고 있습니다.

| | |
|---|---|
| **~ 다리를 펴고 쉬세요.** | ◀ 골반과 다리가 바닥과 이루는 접촉의 질을 주목하세요. |
| **2. 두 발을 바닥에 세웁니다.**<br><br>a. 자신의 앞에서 **손가락을 깍지 끼고** (천장을 향해) 손바닥을 안으로 바깥으로 번갈아 돌려줍니다.<br><br>b. (손가락을 깍지 낀 채) **양손을 머리 너머 바닥에 놓습니다.**<br><br>오른 발을 가볍게 누르고 오른 엉덩이를 들어 올립니다. 동시에 손바닥을 돌려 멀리 움직이면서 팔을 길게 늘여 손바닥이 바깥을 향하게 합니다.<br><br>점차적으로 손을 바라봅니다. | 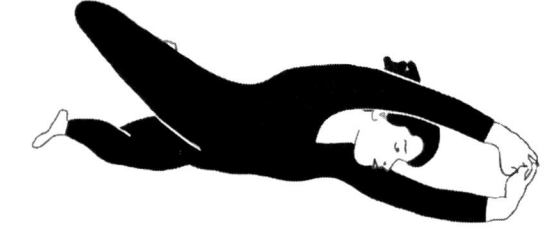 |

| | |
|---|---|
| 2. ↻ 다른 쪽에서 : a, b. | ◂ 팔을 길게 늘이는 움직임에 주목하고, 어깨에서 멈추지 말고 오히려 모든 늑골을 따라서 전달되게 합니다. |
| ~ 팔과 다리를 펴고 쉽니다. | ◂ 팔이 바닥과 만나서 이루는 접촉감에 주목하고 팔과 늑골의 거리를 주목하세요.<br><br>양 견갑골의 어떤 부분이 바닥과 접촉하고 있습니까?<br><br>어떤 부분이 자기상에 더 두드러집니까? |
| 3. 왼발을 바닥에 세웁니다.<br><br>왼손을 등 뒤 편안한 곳에 집어넣으세요.<br><br>왼 고관절을 들어 올리고 내립니다.<br><br><br><br>이를 몇 번 왔다 갔다 반복합니다.<br><br>머리는 골반이 움직이는 방향과 같은 쪽으로 움직이게 하십시오.<br><br>몇 번 반복한 후에 머리를 반대 방향으로 움직여 주세요. | ◂ 손바닥과 팔꿈치는 바닥에 둡니다.<br><br>◂ 머리 움직임의 방향을 바꾸어서 나오는 차이를 주목합니다. |
| 4. 왼손을 등 뒤에 두고 다리의 위치를 바꿉니다.<br>왼 다리를 펴고 오른발은 바닥에 세웁니다.<br><br>오른 고관절을 들어 올리고 내리세요.<br>이를 몇 번 반복합니다. | ◂ 이 방향에서의 움직임이 견갑대에 어떤 영향을 주는지요?<br><br>머리에는 어떻게 영향을 주나요? |

| | |
|---|---|
| 움직이는 쪽으로 머리를 움직이게 하고, 그리고는 반대로도 움직이세요. | ◀ 골반과 머리 움직임의 결과로서 견갑골의 어떤 부분이 바닥과 더 가까워지나요? |
| **모든 것 다 멈추고 쉽니다.** | ◀ 어느 쪽이 더 무겁고 바닥과 더 접촉하고 있는지, 그리고 어느 쪽이 더 길게 느껴지는지요? |
| **3 과 4 ↻ 다른 쪽에서**<br><br>이 과정을 반복 : 처음에는 오른손을 등 뒤에 두고, 오른발을 세워 두고,<br><br>그리고는, 오른손을 등 뒤에 두고, 왼발을 세워두고. | |

손을 등 뒤에 두는 것은 어깨를 고정된 위치에 두게 합니다. 견갑대를 안정화시키고 골반을 움직이는 것은 어깨를 목과 흉곽에 연결시키는 근육의 작업을 서로 다른 방식으로 조직화시켜 줍니다. 결과적으로 늑골은 가동 범위와 유연성이 증가되어 확장 및 수축과 같은 것을 더 잘 수행할 수 있습니다. 그 결과 폐는 모든 방향으로 완전하게 채워질 수 있고, 횡격막은 어떤 방해도 없이 위로 올라가고 내려올 수 있습니다.

| | |
|---|---|
| **5. 두 발을 바닥에 세우고, 오른손을 등뒤로 집어넣어 손가락을 견갑골 사이 위쪽을 향해 둡니다.** | |
| a. 오른 어깨를 바닥 위에서 오른 귀를 향해 미끄러뜨려 올리고 돌아옵니다. 이것을 몇 번 하고는 쉽니다. | ◀ 어깨가 처음 위치에서 귀 쪽으로 얼마나 움직이는지요? 호흡이 어디에선가 멈춥니까? |
| b. 바닥 위에서 어깨와 팔꿈치를 발쪽으로 미끄러뜨리고 돌아옵니다. 이것을 몇 번 합니다. | ◀ 견갑골, 쇄골 그리고 어깨가 흉곽과 관련하여 어떻게 움직이는지 주목하세요. |
| c. 팔꿈치를 천장으로 들어 올리고 내립니다. | ◀ 팔꿈치를 얼마나 높이 들어 올릴 수 있나요? 가슴이 가라앉거나 위로 움직입니까?<br>(가라앉음) |

이 절차는 견갑골이 쇄골하고 흉골과 관련되는 것을 명료화시켜 줌으로서 서로 간에 발생하는 움직임을 향상시키는 방법을 제공합니다.

| | |
|---|---|
| ~ 모두 멈추고 쉽니다. | ◀ 이러한 분리 작업 후에 팔은 지금 어떻게 쉬고 있나요?<br><br>몸의 길이, 견갑골의 무게, 견갑골이 바닥과 이루는 접촉감의 차이를 느낄 수 있나요? |
| 5. ↻ 다른 쪽 : a. b. c. | |
| 6. 양 발을 바닥에 세워둡니다.<br><br>한 팔을 등 뒤에 집어넣고 다른 팔도 집어넣으세요.<br><br>팔들은 서로 옆에 두지, 다른 손 위에 두지는 마세요.<br><br>오른 다리를 왼 다리 위에 교차시켜 줍니다.<br><br><br>교차된 다리를 오른쪽으로 내려뜨립니다.<br><br><br><br>↻ 다른 쪽:<br><br>왼 다리를 오른 다리 위에 교차시켜 줍니다.<br>두 팔은 등 뒤에서 서로 옆에 놓여 있습니다.<br><br>다리를 왼쪽으로 내려가게 합니다. | ◀ 다리에서 일어나는 어떤 과도한 긴장도 내려놓고 골반을 움직일 수 있게 합니다.<br>늑골과 흉곽이 그 움직임에 반응하게 합니다.<br>언제 숨을 들이마시고 언제 내쉽니까?<br><br><br><br><br><br>◀ 늑골에서 움직임은 어느정도 있나요?<br>이쪽은 더 쉬운가요? 더 어려운가요?<br>차이를 알 수 있습니까? |
| ~ 모든 것을 멈추고 쉬세요. | ◀ 흉곽과 요추, 골반이 바닥과 이루는 접촉감에 주목하세요.<br>호흡으로 발생하는 흉골의 움직임을 알아챌 수 있나요? |

다리를 교차하는 것은 고관절의 움직임을 제한시키고 회전 작용을 골반 전체로 전달합니다. 골반을 자유롭게 움직이기 위해서는 늑골을 둘러싼 근육들을 '놓아 주고' 모든 늑골이 회전에 가담할 수 있도록 해야 합니다.

다리를 움직이면서 손과 팔꿈치를 고정시켜주면 골반과 등은 원위부에 관련하여 근위부를 움직여주는 또 다른 예가 됩니다.

척추의 회전과 휘어짐은 골반을 돌려줌으로서 생기는데 그것은 흉곽과 경추에서 느껴질 수 있고, 흉골을 움직이게 하는 원인이 됩니다. 이 움직임은 흉골이 움직이는 것을 느낄 수 있게 해 주는데, 이는 보통은 좀체 감각하기 어려운 기회를 제공하는 것입니다.

### 7. 엎드려 누우세요.

**팔꿈치는 펴고 팔을 머리 위로 놓으세요.
발가락을 아래로 구부려 발의 볼로 누르며
발을 바닥에 세우세요.**

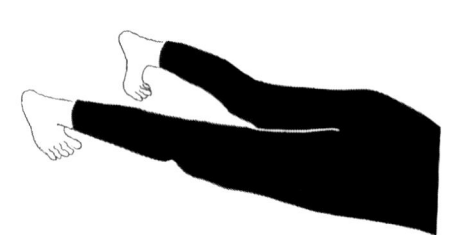

무릎이 약간 들릴 수 있게 발뒤꿈치를 머리를 향해 밀고는 돌아옵니다.

◀ 발뒤꿈치를 미는 동안 발의 볼을 누르는 것은 발목의 굽힘과 폄을 일으킵니다.

전체 몸은 위로 아래로 움직입니다.

팔에서는 어떤 반응이 있나요?
여기에서 중력은 겨드랑이에 작용하고 있고,
이 흔드는 동작이 겨드랑이와 바닥 간의 거리를 줄여줍니다.

겨드랑이 밑에 있는 늑골이 움직임을 느끼고
바닥과의 접촉을 느낄 수 있습니까?

위의 움직임에 대하여 다른 변화를 더 줄 수 있습니다. 즉 : 한 발로만 밀고 나서 다음 발로 밉니다. 다시 양 발로 함께 밀면서 각 발로 움직여준 것이 양 발로 함께 하는 움직임을 향상시켰는지 알아봅니다.

이 레슨에서 우리는 굴근과 신근이 서로 다른 중력의 방향과 관련해서 활성화되는 '놀이'를 하고 있습니다. 근육 즉, 주동근와 길항근 역할 간의 이 '놀이'는 모든 기능적 움직임을 위한 신근과 굴근 작업의 균형성을 향상시켜 줍니다.

8. 등 대고 누우세요.

**두 발을 바닥에 세우세요.**

**골반을 들어 올려 양팔을 등 뒤로 넣어 한 쪽 팔뚝을 다른 쪽 팔뚝 위에 올려놓으세요.**

**골반을 공중에 들어 올린 채 둡니다.**

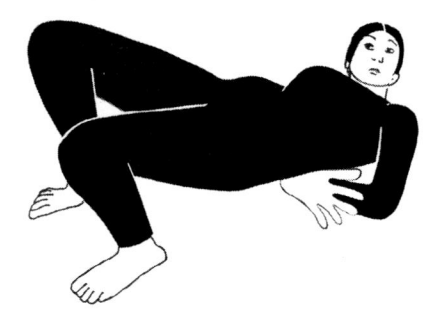

그러고는 양팔을 함께 옆에서 옆으로 미끄러뜨립니다.

◂ 양 팔꿈치와 팔뚝이 이쪽에서 저쪽으로 미끄러집니다.

머리가 무엇을 하는지 주목합니다.

머리 뒤도 미끄러지게 하고(돌리는 게 아니고) 몸 전체가 하나의 단위로서 움직이세요.

◂ 각 귀가 같은 쪽의 어깨를 향해 움직이지만 어깨와 귀의 거리는 일정하게 유지하도록 주의를 기우리세요.

다음의 변이를 추가할 수 있습니다.

a. 머리를 반대 방향으로 움직입니다.

b. 몸 전체를 손과 하나의 단위가 되어 움직입니다.

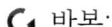 반복:

**등 대고 누우세요.**

**다리를 펴고, 손깍지 끼고 머리 위 바닥에 둡니다.**

손을 머리로부터 멀리 바닥 위에서 움직이세요.

◂ 지금 이 움직임이 얼마큼 멀리 간다고 느껴집니까?

**두 발을 바닥에 세우고 깍지 낀 손을 머리 위에 둡니다.**

오른 고관절을 들어 올려 팔을 위로 길게 늘입니다. 동시에 손바닥을 바깥으로 돌리고 이들을 머리로부터 멀리 움직이며 그쪽을 바라봅니다.

◂ 골반을 통해, 늑골로, 그리고는 어깨를 지나 팔에서 손으로 가는 움직임의 흐름을 느낄 수 있나요?

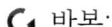 왼 고관절을 들어 올리고 이 움직임을 합니다.

| | |
|---|---|
| ↻ 이제 번갈아 – 한 번은 오른쪽을 들어 올리고, 한 번은 왼쪽을 들어 올립니다. | ◂ 머리도 이 움직임에 따라 한 번은 오른쪽으로 한 번은 왼쪽으로 반응합니다. |
| **9. 다리를 펴고 대각선상으로 넓게 벌려줍니다. 동시에, 팔도 바닥에서 대각선상으로 위로 놓아 주세요.**<br><br>오른팔과 왼 다리를 동시에 늘이는데 늑골과 골반은 가능한 바닥에 가깝게 유지시키며 해 주세요.<br><br>이제 다른 쪽 대각선 -왼팔과 오른 다리- 을 동시에 늘입니다. | ◂ 팔꿈치와 손 등은 바닥에 닿아 있습니다.<br><br>◂ 모든 것이 아주 작은 움직임으로 바닥에서 움직이는 동안 대각선이 길어지는 것을 느끼고 동시에 등이 바닥과 만나서 이루는 접촉의 질에서 변화를 주목하세요.<br><br>◂ 이 대각선에서는 무엇이 일어나는지 느끼세요. |
| **~ 모든 것을 멈추고 쉽니다.** | ◂ 몸의 부분들이 바닥과 만나 이루는 접촉의 질에서 차이가 느껴집니까? |
| **10. 등을 대고 누우세요.**<br><br>    **양손을 바닥에 대각선으로 올려놓고, 두 다리는 넓게 벌려 주세요.**<br><br>눈을 감고 왼발에서 오른손까지 상상의 선을 그립니다. 발뒤꿈치에서 다리, 무릎, 허벅지, 늑골, 견갑골, 어깨, 윗 팔, 팔꿈치, 팔뚝, 팔목, 손 등까지.<br><br>그리고는 오른발에서 왼손까지도.<br>이 모든 것을 바닥과의 접촉을 느끼면서 상상하십시오.<br><br>두 개의 대각선을 동시에 상상하십시오. | ◂ 어떤 대각선이 명확합니까, 혹은 깁니까? |

| | |
|---|---|
| 두 선이 교차하는 지점을 잡으시고, 그곳을 향해 숨을 쉬십시오. | ◂ 이 교차의 지점에서 숨 쉬는 것을 관찰해 보십시오. |
| ~ 모두 멈추고 쉬세요. | |
| **11. 옆으로 돌아서 앉아 주세요.**<br><br>**천천히 일어섭니다.** | ◂ 대각선의 교차 지점에 대한 상을 유지하려고 노력합니다.<br><br>  서 있는 지금 교차 지점은 어디에 있습니까?<br><br>  그 곳에서 호흡을 느낄 수 있는가요?<br><br>  시선이 지평선과 만나는가요? |
| 한 팔을 들어 올리고 나서 다른 팔을 들어 올립니다. | ◂ 이제 팔을 들어 올릴 때의 질을 주목하세요. |
| 팔을 들어 올리고 그 팔을 늘이면서 동시에 몸의 무게를 한 발에서 다른 발로 옮겨 보세요. | ◂ 어느 발 위에서 팔을 드는 것이 더 쉬운지, 무게를 이동시킨 발에서인지 혹은 다른 쪽에서인지요?<br><br>  팔을 늘이는데 늑골이 가담하고 있나요? |

팔을 늘일 수 있는 정도는 견갑골과 늑골의 가동성에 달려 있습니다. 늑골로부터 견갑골의 움직임을 분리시킬 수 있는 능력은 다시 팔의 움직임의 범위를 결정할 것입니다.

팔을 늘이는 것 그리고 모든 이와 관련된 행위의 요소는 호흡 움직임에 영향을 주며, 행위의 요소는 다시 호흡에 의해 영향을 받습니다. 각 늑골들의 향상된 유연성은 흉곽이 확장할 수 있는 능력을 증가시키고, 횡격막을 위로 아래로 자유롭게 움직일 수 있게 해 줍니다. 이러한 유연성은 효율적인 호흡과 소리를 내는 일, 결과적으로는 목소리 생산에도 필수적입니다.

모든 다른 레슨에서와 마찬가지로, 이 레슨은 단독으로 할 수 있으나 이전의 레슨과 연결이 가능한데 특히 목소리를 내는 것과 함께 다루어질 수 있습니다. 또한 이 레슨의 끝에 레슨 15의 시작인 1단계와 2단계를 추가하여, 서서 혹은 누워서 이 레슨을 하면서, 이 레슨이 목소리를 만들어 내는 일에 어떻게 영향을 주었는지 점검할 수 있습니다.

## 레슨 17

## 서고 걷기

| 지시 | |
|---|---|
| 동작을 위한 **초기 자세와 제약** | 주의를 기울이고 감각하기 위하여 |
| **1. 다리를 살짝 벌리고 팔은 느슨하게 내려뜨리고 섭니다.**<br><br>체중을 전체 발에 두고 무게 중심을 한 발에서 다른 발로 이동시키세요.<br><br>호흡을 다음과 같이 조직합니다.<br>무게가 한 발에 주어질 때 숨을 들이 마시고, 숨을 내쉬면서 점차 무게를 다른 발로 옮깁니다.<br><br>다른 발에 섰을 때 폐로 공기가 가득 채워질 때까지 기다리고, 내쉴 때 다른 발로 무게를 이동시킵니다.<br><br>이것을 번갈아 몇 번 합니다. | ◂ 발가락에 주목합니다. 이완되어 있습니까?(때로 발가락을 마치 바닥을 쥐듯이 오므리는 경향이 있습니다).<br>◂ 무게 중심을 한 발에서 다른 발로 이동시킬 때 머리도 움직이는지 혹은 중간에 있는지 주목합니다. |
| **2. 평소의 방식으로 걷기 시작합니다.**<br><br>걷는 동안 팔이 움직이는 방향과 다리 움직임의 방향 간에 관계가 명확하게 되도록 팔의 움직임을 과장되게 합니다. | ◂ 팔 동작에 주목합니다. 팔 동작이 다리 동작과 반대 방향입니까 혹은 팔 동작이 다리 동작과 나란히 가고 있습니까?<br>◂ (팔 동작이 다리 동작과 반대의 방향으로 되는 것이 명확해야 합니다) |
| **3. 걷는 동안**<br><br>팔과 다리의 움직임이 나란히 되도록 하세요. 오른팔과 오른 다리가 함께 움직입니다. | ◂ 이러한 방식으로 걸을 때 발가락은 안으로 향하고 골반과 어깨는 하나로 움직입니다. 팔은 느슨하게 합니다.<br><br>머리가 어떤 방향으로 돌아가는지 주목해 보십시오. |

| | |
|---|---|
| 2. ↻ 일상적인 걸음 방식으로 돌아와 걷습니다. | ◂ 걸음에 어떤 변화라도 있는지요? 만일 있다면, 어디에서 차이가 있습니까? |
| 4. 서서.<br><br>**오른발을 왼발 앞에 살짝 가로질러 놓습니다.**<br><br>a. 발뒤꿈치에 체중을 더 주고 발의 볼에는 덜 주는 식으로 하며 체중을 이쪽에서 저쪽으로 옮깁니다. | ◂ 작고 점차적인 움직임으로 균형을 유지 시킬 수 있도록 합니다. |

안정감은 대부분의 무게가 발뒤꿈치에 주어지고 나서 점차적으로 발 앞의 뼈로 퍼져나갈 때 경험됩니다. 다리를 교차하고 무게를 더 좁은 곳에 둠으로서 지지감이 줄어들게 되고 이것이 우리의 균형 감각을 정교하게 하도록 도와줍니다.

결과적으로, 우리가 더 넓은 기반 위에서 걸을 때 이전의 미세 조정 활동의 영향을 느낄 수 있습니다.

| | |
|---|---|
| b. 무게를 오른쪽으로 옮기는 동안(앞 발), 머리를 오른쪽으로 기울이고, 거기에 머물면서 숨을 들이마십니다.<br><br>들숨이 끝날 때까지 기다리고는, 숨을 내쉬기 시작할 때, 체중을 왼발로 이동시키고 머리를 왼쪽으로 기울입니다. | 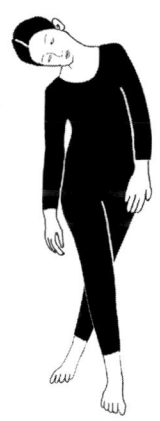<br><br>◂ 체중을 이동시킨 결과로 옆으로 굽힘이 일어납니다. 늑골의 가동성은 목 근육의 긴장 없이 머리를 옆으로 굽힐 수 있게 합니다. |

다음의 신체 부분들은 체중을 옆에서 옆으로 이동시키는 행위에 기본이 되는 것들입니다: 고관절, 골반, 척추, 목, 그리고 머리. 이들 중 어느 하나라도 할 수 있는 만큼으로 잘 참여하지 못한다면 그 사람은 필요 이상의 노력을 하거나 이를 보상하기 위해 활동의 속도를 높여 문제를 해결하지 않고 문제를 지나쳐 버립니다.

느리고 의식적인 움직임 속에서 세부적인 것에 주목할 수 있고, 무게를 주는 행위나 자세의 각 부분에 관여할 수 있게 됩니다. 이들 세부 사항을 아는 것만으로도 우리의 감각 상에 명확성을 자극하고, 각 요소들이 좀 더 효율적으로 참여할 수 있게 해줍니다.

5. 4번의 계속.

**오른발이 왼발 앞에 있는 동안, 팔을 교차하여 자신을 안아 주세요.**

체중을 한 발에서 다른 발로 이동시키면서, 숨을 들이 쉬고 내 쉬는 동안 머리도 이쪽에서 저쪽으로 굽혀줍니다.

**팔의 교차를 바꿉니다.**

그리고 체중의 이동을 계속합니다.

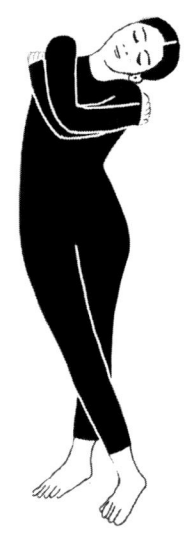

◂ 발은 바닥과 접촉을 유지합니다. 체중은 한 번은 발의 바깥으로, 다음은 발의 안쪽으로 이동됩니다.

1. ↻ 반복합니다.

**팔을 느슨하게 내려뜨리고 일상적인 서 있는 자세로 돌아옵니다.**

그리고 체중을 이 발에서 저 발로 이동시킵니다.

◂ 체중을 이동시켜 보니깐 자세와 머리의 위치에서 어떤 것이 변했습니까?

걸을 때, 머리가 몸통의 움직임에서 분화되지 않고, 대신 옆에서 옆으로 함께 움직인다면 균형을 망가뜨리고, 방향감각 상실, 어지러움 등의 문제를 일으키게 됩니다.

머리의 움직임을 몸통의 움직임으로부터 분화시키는 것은 두개골과 경추 윗부분(경추 1, 2번) 사이에서 움직임이 일어날 때만 가능합니다. 머리를 움직일 수 있는 자유는 보고, 듣고, 말하고, 공간 속에서 자신을 방향지우고, 그리고 이 이상의 여러 필수적인 기능에 영향을 줍니다.

2. ↻ 방 주위를 걸어 다니세요.

◂ 자신이 어떻게 걷고 있는지 관찰해 보세요.

| | |
|---|---|
| 4,5 ↻ 다른 쪽:<br><br>**왼발이 오른발 앞에 놓여 있는 상태에서**<br><br>위의 모든 체중 이동 활동을 반복합니다. | |
| **6. 다리를 약간 벌려 놓고 섭니다.**<br><br>천골을 다리 사이의 공간을 향해 아래로 향해 주고(배꼽은 머리 쪽으로 움직일 것) 머리는 앞으로 아래로 내려가게 합니다.<br><br>이것을 다른 방향으로: 천골을 뒤로 향하고, 배꼽과 배가 앞으로, 뒤통수는 뒤로 향합니다.<br><br>턱이 가슴에서 멀어지게 움직이지는 마십시오. | ◂ 결과적으로, 무릎은 약간 굽혀질 것이고 허리는 굽힘의 결과로 뒤로 움직이고 골반과 머리는 앞으로 굽혀집니다.<br><br>◂ 척추와 목의 휘어짐은 점차적으로 일어나야 합니다.<br><br>◂ 가슴으로부터 턱이 멀어지는 움직임을 크게 하면 경추 뒤에 압력을 일으킬 것입니다. |
| **7. 두 팔을 위로 들어 올려, 박수 치듯이 손바닥을 모으고 이 자세에서 머리는 두 팔 사이에 유지시킵니다.**<br><br>6번 움직임을 반복합니다. | ◂ 팔은 귀에 붙어 있습니다. |
| 머리를 팔 사이에 두는 것은 경추의 움직임을 제한시키고, 그 결과로서 가슴을 억지로 움직이게 합니다. ||
| 6. ↻ 반복하세요:<br><br>**다리를 벌려 세우고, 팔을 내립니다.**<br><br>팔을 느슨하게 내려뜨리고 이 동작을 반복합니다. | |
| **8. 방을 걸어 다닙니다.** | ◂ 걷는 것이 지금은 어떤지요? |

보통의 걸음에서, 여러분의 체중은 뒤꿈치에서 발가락으로 이동할 것입니다. 발의 뼈는 각각이 그 특정한 구조에 따라 이 무게의 이동에 반응합니다.

### 9. 체중이 발의 앞 쪽으로 갈 때 멈추세요.

그리고 체중을 더 앞으로 보냅니다.

이제 한 발 딛고 체중을 다른 발로 옮깁니다.

천천히 걷습니다.

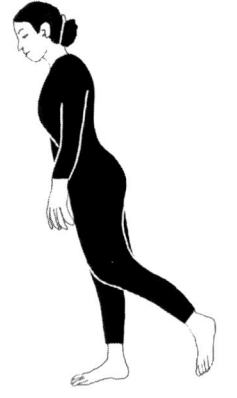

◂ 몸이 앞으로 나갈 때 발이 뒤에서 '매달려' 있도록 할 수 있습니까?

동시에, 체중이 어떻게 앞으로 이동되는지 그리고 어떻게 뒤에 있는 발에서 과도한 긴장이 풀어지는지 알아 볼 수 있습니까?

### 1. ↻ 반복

**다리를 편안히 벌리고 서서**

이제 한 발에서 다른 발로 체중을 이동시킵니다.

서 있는 자세로 되돌아갑니다.

◂ 골반, 고관절, 척추, 견갑골의 움직임을 더 명확하게 느낄 수 있습니까?

지평선의 방향으로 바라봅니까?

◂ 골격이 저절로 이동되는 느낌이 있습니까?

팔이 매달려 있습니까?

발뒤꿈치에서 머리까지의 거리는 얼마나 됩니까?

자신이 서 있는 자세에서 지금 느끼고 있는 것을 마음 속에 간직할 수 있으며 이를 하루 동안 몇 번은 경험할 수 있다고 생각합니까?

습관들은 시스템 속에 동화됩니다. 하나의 습관으로 되기 위한 방식은 새로운 느낌에 주의를 기울이고, 레슨을 하는 동안에도 레슨 이후에도 하루 동안 그리고 한 주 앞으로도 이를 동화시키는 것입니다.

걸음걸이의 발달은 다른 발달 동작의 순서와 같이 몸 전체의 움직임으로 시작하여 보다 분화된 움직임으로 진행됩니다.

인간의 수평적(homo-lateral) 걷기 패턴은 대칭적(contra-lateral) 걷기보다 앞섭니다. 대칭적 걷기가 일어나기 위해서는 시스템 내에서 좀 더 분화되고, 협응적인 활동 수준을 요합니다.

사람들은 언젠가 생의 초기에 사용했기 때문에 특이한 걸음 습관을 습득합니다. 그러나 일단 습관이 형성되면 없애기도 어렵거니와 가끔 습득된 습관을 극복하기 위해 보상적 움직임 패턴을 발전시키기도 합니다. 이러한 보상적 패턴은 원래의 습관과 함께 더 효율적으로 움직일 수 있는 능력을 손상시키고 불편감과 통증을 일으킬 수 있습니다.

다음의 예는 이 점을 시사해 줍니다. 한 아동이 발을 다친다면 걷는 방식을 바꿀 것입니다. 체중을 건강한 발로 이동시킬 것이고 다친 발의 한 부분만 디딜 것입니다. 발이 치료가 된 후에도 그 아이는 계속 그렇게 걷는데 그것이 그의 신경계에 너무 잘 동화되어서 하나의 습관이 됩니다. 실제로, 이 습관은 부상 중에는 도움을 잘 주었지만 발이 치료가 된 뒤에도 남아있어서 인식하지 못하는 체 걸음을 계속 왜곡시키게 됩니다. 이러한 새로운 걷기 패턴은 계속되어 자세 또한 영향을 받습니다. 결과적으로 균형을 유지하기 위하여(왜곡된 자세 속에서) 상체에 보상적 적응을 발전시킬 필요가 있을 것입니다.

보상적 자세 패턴이 습관이 되어 문제와 왜곡의 근원이 된 사람들을 많이 찾아볼 수 있습니다. 우리들 대부분은 이러한 습관을 알고 있지 못합니다.

수평적 걷기 패턴으로 돌아가서 점차적으로 대칭적 걷기 패턴을 탐색하는 특정한 발달의 단계를 되풀이함으로써 자신의 무의식적 자세 습관을 재방문하고 재 조직화 할 수 있습니다. 새로운 조직화는 효율적인 걸음의 기능에는 더 이상 도움이 되지 않는 습관을 점차적으로 제거하고 통증을 예방할 수 있게 할 것입니다.

# 레슨 18

## 개인 학습을 위한 "과제"

많은 사람들이 집에서 할 수 있는 레슨을 원합니다. 여기에 두 개의 짧은 레슨을 제공합니다. 하나는 누워서 하고 다른 하나는 의자에 앉아서 하는 레슨입니다.

누워서 하는 첫 번째 레슨은 침대에서 할 수도 있으나 단단한 바닥 즉 카펫이나 운동할 때 쓰는 매트리스 혹은 바닥 위에서 하는 것이 더 좋습니다. 두 번째 레슨은 바닥이 단단한 의자에 앉아서 합니다.

이 숙제는 학생들이 자각과 민감성을 가지고 해야 하며, 경험되는 어떤 긴장도 줄일 수 있도록 동작을 조직화하여야 합니다.

이 짧은 레슨의 특성은 여러분이 원하는 만큼 스스로 할 수 있게 해줄 것입니다.

펠든크라이스 기법에서 학습되어지는 것은 일상생활 속에 동화되고 제2의 특성이 될 가능성이 있습니다.

# A
## 등을 대고 누워서

| 지시 | |
|---|---|
| 동작을 위한 **초기 자세와 제약** | 주의를 기울이고 감각하기 위하여 |
| 1. 누워서 두 발을 바닥에 세웁니다. 한 무릎을 굽혀 가슴 쪽으로 가져옵니다. 양손을 깍지 끼고 무릎 바로 아래 놓습니다. | ◂ 손가락을 가볍게 깍지 낍니다. 세게 조이지 마십시오. |
| a. 무릎을 가슴 쪽으로 가깝게 몇 번 움직입니다. | ◂ 무릎을 가슴 쪽으로 가깝게 가져오기 위하여 팔 근육을 동원시키지 않습니다. |
| b. 무릎을 옆에서 옆으로 움직입니다. | ◂ 무릎을 움직이는 것은 팔 보다는 다리로부터 시작해야 합니다. |
| c. 무릎을 가슴에서 위로 멀리 움직이고, 발뒤꿈치는 아래로 향하여 움직이는 것을 강조합니다. | ◂ 이는 발뒤꿈치의 굽힘 동작입니다. |
| 이를 하는 동안에 머리는 바닥을 따라 뒤로 미끄러지게 합니다. | ◂ 팔꿈치는 펴질 것이고 턱은 천장을 향해 들어 올려지게 될 것입니다. |
| d. c에서와 같은 식으로 하되 머리의 반응만 변화시켜 봅니다. 이번에는 무릎을 멀리 움직이는 동안 머리를 들어 올립니다. | ◂ 턱은 가슴 쪽으로 가까워집니다. 다리를 들어 올리고 팔꿈치를 폄으로서 얻어지게 되는 지렛대는 목 근육을 긴장시키지 않고도 머리를 들어 올리도록 도울 것입니다. |
| ~ 모두 멈추고 쉽니다. | |
| 1. ↻ **다른 쪽 다리로** 이 모두를 반복합니다.<br>　　a, b c, d. | |
| 2. 손을 깍지 끼고 오른 무릎 밑에 둡니다. | |

| | |
|---|---|
| 그리고 무릎으로 공중에서 원을 그립니다. 점차적으로 원을 크게 그리면서 골반과 견갑대 그리고 머리가 이 동작에 가담하게 합니다. | ◀ 늑골이 이 동작에 어떻게 반응하는지 알아 봅니다, 그리고 늑골과 바닥의 접촉이 어떻게 변하는지 느껴봅니다.<br><br>이들이 언제 서로 가까워집니까? 그리고 언제 이들이 서로 멀리 떨어져 움직이나요?<br><br>몸의 어떤 다른 부분들이 이 동작에 가담하나요? |
| 견갑대, 팔, 그리고 골반의 자유로운 정도와 그들 간의 상호관련성은 무릎으로 원을 그리는 것에 영향을 줍니다. | |
| 2. ↻ 다른 다리에서도 이 모두를 반복합니다. | ◀ 원을 그리는 동안에 팔꿈치가 바닥에 닿는가요?<br><br>움직이는 동안에 언제 숨을 들이 마시고 언제 내 쉽니까? |
| ~ 모두 멈추고 쉽니다. | |
| 3. 깍지 낀 손으로 오른 무릎의 뒤를 잡으세요.<br><br>a. 그리고는 천장을 향해 발을 들어 올리고는, 내려뜨립니다.<br>이를 몇 번 반복합니다.<br><br>b. 발을 천장을 향해 들어 올린 채 둡니다.<br><br>그리고 전체 다리와 발을 한 쪽으로 돌리고 그리고는 다른 쪽으로 돌립니다.<br>손과 견갑대를 사용하여 이 동작을 돕게 합니다. | ◀ 무릎의 뒤는 허벅지 뒤의 연장입니다.<br><br>◀ 이렇게 다리를 잡는 방식은 동작의 자유를 더 크게 해줍니다.<br><br>◀ 다리를 쭉 펼 필요는 없습니다. 발을 편안한 만큼 높이 들어 올립니다.<br><br>◀ 다리를 돌리는 것은 고관절(회전)에서 행해집니다. 공중에서 다리의 위치는 변화되지 않습니다. 발은 자동차 와이퍼처럼 돌아갑니다. |
| ~ 팔과 다리를 내리고 쉬세요. | ◀ 견갑골이 바닥과 만드는 접촉의 종류를 주목하고 어깨가 얼마나 무거운지 느낍니다. |
| 4. 오른 무릎의 뒤를 깍지 낀 손으로 잡고 다리를 천장을 향해 들어 올리세요.<br><br>그리고 전체 다리로 완전한 원을 그립니다. 작은 원으로 시작합니다. | ◀ 발은 공중에서 더 넓게 그리고 큰 원을 그립니다. |

원을 그리는데 가담할 수 있는 어떤 부분도 가담하게 합니다. 그리고 점차적으로 원을 크게 만들어 갑니다.

원의 방향을 바꿉니다.

↻ 왼 다리로 이 모든 것을 반복합니다.

1. ↻ 반복합니다.

무릎을 가슴 쪽으로 가져옵니다. 그리고 이를 초기 동작에서 했던 것처럼 멀리 움직입니다.

◂ 이렇게 하는 것이 더 쉬워졌습니까?
전보다 무릎을 가슴 쪽으로 더 가깝게 가져오는 것이 가능합니까?

다른 변형도 첨가할 수 있습니다. 다음과 같이:

a. **굽혀진 무릎 아래를 잡으세요(처음에 했던 것처럼).** 그리고 무릎이 각각 옆의 바닥에 도달할 때까지 몸 전체를 옆에서 옆으로 움직입니다.

b. 위와 같이 합니다. **무릎 뒤를 잡고서 다리를 천장을 향해 들어 올리면서.**

5. (침대에서 이 레슨을 하는 사람들을 위해)
**침대에 누워서-**

천천히 옆으로 몸을 굴려서 **일어나 앉습니다.** 발이 바닥에 닿게 합니다.

◂ 등의 길이를 주목합니다. 어느 엉덩이로 앉아 있나요? 한 쪽보다 다른 쪽 엉덩이에 더 많이 앉는가요?
호흡 움직임이 어디에서 발생하고 있다고 느낍니까?

골반에서 동작을 시작하면서 몸의 무게를 앞으로 이동시키며 **일어섭니다.**

◂ 많은 사람들은 서 있을 때 목과 어깨를 긴장시키려는 경향이 있습니다. 이러지 마십시오.

5. (바닥에서 하는 사람들을 위해)

**바닥에 누워 있는 것에서부터**

옆으로 몸을 돌려 일어나 앉으세요.
12장에서 배운 데로 스핀을 돌며 일어섭니다.

# B

# 의자에 앉아서

| | |
|---|---|
| 1. 의자에 앉으세요.<br><br>**앞으로 움직여 의자의 앞부분에 앉고,**<br><br>**손은 엉덩이에 놓습니다.**<br><br>a. 등을 둥글게 굽혀주면서 동시에 팔꿈치를 앞으로 움직입니다. 등을 굽히는 동안 숨을 내쉽니다. 이를 몇 번 반복하세요.<br><br>b. 팔꿈치를 뒤로 움직이면서,<br><br>천장을 올려다보고,<br><br>그리고 배를 내 밉니다.<br><br>↻ a와 b를 번갈아 합니다. | ◂ 등을 굽혀주는 동작으로 머리가 아래로 계속 이어져 굽혀집니까? 골반의 무게가 좌골 뒤로 이동되는 것을 주목하세요(굽힘의 일부로서).<br><br>팔꿈치를 뒤로 보내는 움직임으로 골반의 무게가 앞으로 이동되면서 자신이 얼마나 일으켜 세워지는지 주목하세요.<br><br>◂ 천장을 바라보는 동안에 경추에 압박을 가하지 마십시오.<br><br>◂ 배를 앞으로 내밀기 위하여 복부 근육을 내려놓으세요. |
| ~ 의자 뒤에 기대어 쉽니다. | |
| 2. 다시, 의자 앞으로 나와 앉습니다. 왼손을 몸 뒤 의자 위에 놓고,<br><br>**오른 손등을 왼 무릎의 왼쪽에 놓으세요.**<br><br>a. 양 팔꿈치를 펴면서 양 어깨를 왼쪽으로 돌리고 돌아옵니다.<br>이를 몇 번 반복하세요. | ◂ 머리가 향하는 방향에 변화가 있나요?<br><br>돌리며 팔꿈치를 펼 때 몸통이 더 일어서는 것을 느낄 수 있습니까?<br><br>이를 천천히 하면서 이 움직임이 척추 마디 각각으로 전달되어 가는지 주목하세요. |

| | |
|---|---|
| ↻ 이를 **다른** 쪽에서도 합니다.<br><br>b. a를 반복하되 이번에는 머리를 어깨의 움직임과 반대되는 방향으로 움직여 줍니다.<br><br>a. ↻ a를 처음에 했던 것과 똑같이 반복하고, 머리를 어깨의 움직임과 같은 방향으로 움직입니다.<br><br>↻ a, b, a, 모두를 다른 쪽에서도 합니다. | ◂ 양쪽의 차이를 알아봅니다.<br>  어떤 쪽이 더 쉬운가요?<br>◂ 머리를 과도하게 돌리지는 마십시오. |
| **의자 앞으로 나와 앉으세요.**<br><br>오른 발뒤꿈치를 들어 올려, 발가락이 무게를 받게 하고, 그리고는 발뒤꿈치를 바닥으로 떨어뜨리세요.<br><br>발의 볼을 비비고 움직이면서 발뒤꿈치가 여러 방향으로 떨어지게 합니다.<br>오른쪽으로, 왼쪽으로 그리고 가운데로.<br><br>↻ 이를 왼 발뒤꿈치로도 합니다. | ◂ 발뒤꿈치가 떨어지는 소리를 들을 수 있나요?<br><br><br>◂ 발뒤꿈치를 떨어뜨리는 방향이 고관절에 어떻게 영향을 주나요? |
| ~ **의자 뒤에 기대고 쉽니다.** | |
| 4. **의자 앞으로 다시 나와 앉으세요.**<br><br>   **양 발뒤꿈치를 바닥에 두세요.**<br><br>오른 엉덩이를 들어 올리며 머리는 오른쪽으로 기울여 오른 귀가 오른 어깨로 가깝게 가도록 합니다.<br>천천히 하고는 다시 돌아옵니다.<br><br>이를 몇 번 합니다. | ◂ 오른 발뒤꿈치는 바닥에 놓여있습니다.<br><br>◂ 옆으로의 굽힘이 생겨납니다.<br>  몸통의 한 쪽은 늑골이 서로 분리되어 움직이고, 다른 쪽은 서로 가깝게 접근합니다.<br>◂ 머리를 오른쪽으로 매번 기울일 때 오른 어깨와 팔꿈치는 아래로, 들어올린 엉덩이 방향으로 내려갑니다. |

| | |
|---|---|
| ↻ 이를 왼쪽에서 합니다. | ◂ 이 쪽에서의 움직임은 어떻게 다른가요? |
| ↻ 이제 번갈아 합니다. 한 번은 왼쪽에서 다음은 오른쪽에서 | |
| 점차 속도를 증가시키면서 머리는 중앙에 있게 합니다. | ◂ 골반과 늑골은 움직이지만, 머리는 중앙에 있습니다. |
| 1. ↻ 반복합니다. | ◂ 이제 레슨 전과 비교하여 움직임이 어떠한지? |
| 5. 발을 의자에 가깝게 가져오세요.<br><br>몸의 무게가 발로 옮겨질 때까지 몸을 앞으로 움직이고는 일어섭니다. | ◂ 발뒤꿈치를 들어 올리지 않도록 조심하세요.<br><br>◂ 앉아서 서는 자세로 움직임에 따라 몸통이 더 세워지게 되는 것을 주목하세요.<br><br>골반을 앞으로 기울이는 것을 시작으로 발로 무게 이동을 하여 완전한 기립 자세로 일어섭니다.<br><br>공간 속에서 머리가 어떤 경로로 움직이는지 알아보세요.<br><br>머리는 몸의 움직임을 앞으로 위로 방향 지워 줍니다. |

## 하바 셀하브 박사(DR. CHAVA SHELHAV Ph.D.)

이 책의 저자인 하바 셀하브 박사는 펠든크라이스 기법의 수석 교사이고, 이스라엘에서 태어나 텔아비브에 거주하고 있다. 셀하브 박사는 모세 펠든크라이스 박사로부터 개별 훈련을 받은 제1구룹의 학생이었고, 이 기법을 세상에 널리 보급할 때 조력자로서 활동하였다.

그녀는 오늘 날 이 기법을 국제적인 지위로 끌어올리는 일을 한 소수의 사람들 중 한 분이시다. 셀하브 박사는 이 기법을 이스라엘과 독일의 여러 기관에 알렸는데 이 기관들은 병원인 아동발달센터, 유치원 및 학교가 주를 이룬다. 셀하브 박사는 수많은 국제적인 프로그램들의 객원 트레이너였을 뿐 아니라 이스라엘, 영국, 미국, 독일에서는 펠든크라이스 교육프로그램의 교육 감독이기도 했다. 그녀는 30 여 년 간 독일의 펠든크라이스 기법 센터인 펠든크라이스젠트룸(Feldenkraiszcentrum)의 센터장이기도 했다.

그녀는 독일 하이델브르그 대학에서 박사 학위를 수여받았고, 학위 관련 저서로는 "학습 모델로서의 움직임(1999년 독일어로 출판)"이 있다. 그녀는 또한 보스턴 대학에서 "뇌 손상이 있는 아동들에 대한 펠든크라이스 기법의 적용(1980년 출판)"이란 제목의 학위논문으로 석사학위를 받았다. 그녀의 교수법은 몸-마음의 관계를 이용하고 초기의 발달이 개인과 사회적 성격에 주는 영향을 강조하고 있다.

셀하브 박사는 영아와 아동들에 대해 특히 장애아에 대한 작업으로 명성을 얻었다. 그녀는 지난 40여 년간 수천 명의 학생들을 교육하면서 영아와 장애가 있는 아동들에 대해 일할 필요를 직시하고, 관심을 증가시켜 '차일드스페이스-셀하브(Child'Space-Shelhav)'기법을 발전시켰는데 이는 영아와 돌보는 이들에게 펠든크라이스 기법을 적용한 뛰어난 발달교육 기법이다. 2002년부터 현재까지 셀하브 박사는 차일드스페이스-셀하브 기법의 창시자로서 이스라엘, 미국, 일본, 네델란드, 러시아, 오스트리아, 아르헨티나에서 전문가와 치료자를 교육하고 있다.

## 달리아 골롬(Dalia Golomb)

달리아 골롬은 펠든크라이스 기법의 전문가이자 교사이고 셀하브 박사의 텔아비브 교육프로그램의 졸업생이다. 펠든크라이스 교육을 받기 전에는 달리아 골롬은 전문 음악 교사였다.

이스라엘의 교육부에서 일하면서 그녀는 책을 출판하고, 음악 교사를 위한 교육 프로그램을 계획하고 과정을 조직하는 음악 교육기법 센터의 대표였다. 이 책에서 그녀는 레슨을 읽기에 명확하고 잘 이해시켜주는 방식으로 도표화 하여 교사들이 더 깊이 알고 교육하기 쉽게 하였다.

## 김득란

이 책을 번역한 김득란은 임상심리학 박사로서 국립정신병원에서 5년간 임상적 경험을 하고, 대학에서 37년간 교육과 연구 그리고 상담하는 일을 하였다. 인간의 스트레스와 건강에 관련된 연구를 주로 하던 중 몸의 중요성을 인식, 스트레스 중재로서 펠든크라이스 기법이 중재 역할을 할 수 있다는 생각에서 2003년부터 미국에서 4년간의 펠든크라이스 전문가 과정을 수료하였다. 그 이후 대학의 평생교육원에서 일반인을 대상으로 펠든크라이스 강좌를 개설하여 수년간 운영하였고, 상담심리 대학원 학생들을 대상으로 펠든크라이스 수업을 하고, 무용, 상담, 심리치료 등 여러 분야에서 여러 차례의 강연과 워크샵을 실시하고, 펠든크라이스 관련 연구들(2003, 2008, 2010, 2012)을 발표했다.

특히 강릉원주대학에서 유아교육과 학생들을 가르치면서 유아교육 교과과정에 3세 이하의 영아에 관련된 강좌가 거의 없음을 절감하던 중 하바 셀하브 박사와 챠일드스페이스 기법을 만나게 되었다. 그 이후 학부 발달심리학 수업에서 학생들로 하여금 발달 동작을 체험적으로 경험하게 하여 영아기의 중요성을 실감하고 이 시기의 개입의 필요성을 느끼게 하였고, 대학원에서는 '발달 스트레스', '영아발달동작 연구' 등의 강좌를 개설하여 운영하고, 관련 연구(2005, 2008)도 발표했다.

현재는 강릉원주대 유아교육과 명예교수, 펠든크라이스와 챠일드스페이스 전문가로서 강릉에서 '김득란 영유아 발달센타'를 운영하고 있고, 일반인을 대상으로도 워크샵과 레슨도 하고 있다.